卸力，打造最強體能

一線運動員都在做的放鬆訓練法

最強の身体能力

プロが実践する脱力スキルの鍛え方

中野崇
Nakano Takashi——著
莊雅琇——譯

前言

「有的選手能在運動領域發揮良好運動表現，有些卻無能為力，兩者之間的差別在哪裡？」

我相信所有選手與教練都有這樣的疑問。

自從我開始協助運動員提升運動表現，我便一直思考這個問題。

坊間的訓練方法五花八門。

選擇哪一種雖是因人而異，但我認為訓練方法必須著重兩點，**一是不要受傷**，**二是提升運動表現**。

然而，不少人面臨的殘酷現實卻是，儘管數十年來練就了一身結實肌肉，卻依舊飽受傷病所苦，運動表現也不見提升。

為了打破這項殘酷現實，我徹底分析了既能避免受傷，又能持續發揮良好運動表現的選手們。

我發現這些選手都有明顯的共通點。

不必擔心受傷又能發揮良好運動表現，這些選手的共通點就是擁有「最強體能」，而這究竟是什麼？

答案就在**本書的主題，「卸力」**。

我的運動生涯也飽受傷病所苦

接下來想與各位分享一些自己的經歷。

我從中學到大學都是棒球社的成員，當過投手及外野手，因此飽受肩傷與膝傷所苦。

我是運動醫學科、推拿及復健科的常客，但是傷勢始終未能痊癒，無奈之下只好轉為鍛鍊肌力。

透過不斷訓練，我的肌力變得更強，體格也有所改變，但最終還是無法擺脫傷勢的困擾。

我也是從這段時期開始，對於「高強度訓練」產生疑惑。

我大學讀的是生物力學，取得教師資格後繼續進修，考取物理治療師執照。

截至目前為止，我都是擔任職業運動員的運動防護員及體能教練，為各類體育項目的運動員提供協助。

不過，身為專業人士，我更確信了一件事情：**以訓練肌力為代表的「強度訓練」計畫，不一定保證能提升運動表現**。

選手在愈練愈傷的惡性循環下，儘管力量增強了，運動表現卻愈來愈差，這種案例已多到不忍卒睹。

看到全心全意投入運動項目的選手飽受傷病困擾，實在令人難受。當運動選手想在傷後完全回歸賽場，通常得經歷痛苦難當的復健過程。

每當看到這類情景，我就會想起自己過去練到體格改變，卻始終擺脫不了反覆受傷並且一再復健的窘境。

突破停滯期的關鍵

是否會受傷以及能否發揮運動表現，當然是因人而異，不能草率地討論其中因果關係。

然而，投入「強度訓練」計畫卻陷入停滯窘境的選手，他們唯一可以確認的共通點就是「不知道如何卸力」。

本書將明確定義何謂「卸力」。

● 施力與卸力運用自如的技術＝**卸力技術**

● **學習卸力技術的訓練方法＝卸力訓練**

本書會介紹各種對競技運動有益的訓練方法，這也是我在指導職業選手時實際採用的方法。

此外，後面會詳細說明，卸力訓練所採用的訓練方法會改善身體動作的基礎，也就是①**肩胛骨**、②**脊椎**、③**髖關節**的動作。

透過訓練習得卸力技術有四大好處：

● **能夠精準掌控施力與卸力，提高身體控制能力。**
● **縮小想像動作與實際動作的差距**（可盡快習得競技技巧）。
● **藉提高連動能力增加力量的傳遞效率，進而產生強大力量，避免受傷或疲憊、身體不適等狀況。**

強化牽張反射[1]，產生強大力量。

搭配訓練更有效

我相信閱讀本書的讀者，大多是參加體育類社團的學生，或是出社會後繼續從事運動的業餘人士，以及平時以運動維生的職業運動員。

想必大家過去也嘗試了各種訓練方法，但是學會本書的卸力技術後，可望提高目前的訓練效果。

卸力技術的訓練不應該單獨進行，搭配強度訓練更能達到加倍的效果，可謂打造「最強體能」的第一步。

請務必嘗試將卸力技術納入例行訓練中。也請在日常的動作中，用心體會卸力的感覺。

相信你一定會得到不同以往的感受。這正是提升運動表現的入門途徑。

運動防護員、物理治療師
中野崇

1譯注：Stretch Reflex。伸展肌肉時，肌肉被拉長，支配肌梭（Muscle Spindles）的感覺神經發出訊號到脊髓，而後脊髓藉由運動神經傳遞訊號至肌肉，使肌肉收縮，此為身體保護肌肉的一種反射，會在肌肉長度急遽變化時馬上發生。

閱讀本書之前請先想一想

各位是否擅長卸力？

我平時為許多職業選手提供訓練指導，以期提高運動表現，但是**選手們的煩惱，大多是「擅長施力卻不擅長卸力」**。

- **做動作時該卸力卻不卸力**
- **過度施力**

即使是職業選手，也有許多人因此無法發揮理想的運動表現，最後甚至負傷，並為此深深困擾。

然而即使選手們意識到自己有卸力不當的問題，**他們卻不知道該如何鍛鍊「卸力的能力」**。

這時，這些選手就會尋求我的指導。

為什麼職業選手需要懂得卸力？

那麼，為什麼職業選手需要懂得卸力呢？

為什麼比賽或練習時，通常會對選手說「繃得太緊了」、「放輕鬆一點」，而不是「用力一點」呢？

為什麼有許多選手，會在賽後的勝利訪問中提到「好好地放鬆了」、「我有注意適時卸力」呢？

事實上，職業選手**為了發揮良好運動表現，會在上場比賽前搖擺身體消除緊張（卸力）**。

頂尖運動員更是如此。他們不僅動作靈敏柔韌，更會在發力之前先讓自己處在放鬆狀態。

原因在於：

- **身體若是因為緊張而變得僵硬，便無法發揮良好運動表現**
- **想要發揮強大力量，必須先卸力再重新施力**

以上即是選手們的經驗之談。

本書的書名是「卸力，打造最強體能」。「最強」一詞，也許會讓人聯想到一身糾結的肌肉。

不過，**擁有強健的肌力不等於能夠發揮良好運動表現，肌力強健也不代表不會受傷。**

想必讀者已明白，「最強體能」與「卸力」息息相關。

卸力不是憑「感覺」，而是靠「技術」

遺憾的是，卸力並不是嘴上說說那麼簡單。

正因如此，職業選手才會將「卸力」視為提升運動表現的課題。

經過這番解說，或許會令人誤解能否善用卸力技術取決於「天賦」，實際上並非如此。

「卸力」是一種能力。既然是能力，透過適當訓練自然可以提升。

本書將毫無保留為各位解說卸力的方法。

目錄

前言 3
閱讀本書之前，請先想一想 10

第一章
人會在潛意識裡感到「緊張」

受傷及身體不適的真正原因是什麼？ 24
人類為了「雙足行走」失去了什麼？ 26
「身體緊繃」所造成的主要傷害 29
感官的靈敏度減弱會如何 33

「淺呼吸」實際上很危險！ 37
需要的是「操控性」高的身體 40

第二章 「卸力技術」可打造靈活的身體

什麼是「卸力」？ 44
足球選手瞬間加速之前會先卸力 46
投球的關鍵是將下半身的力量傳遞至指尖 49
輸出的力量與「力感」實際上有落差 52
潛意識裡產生的「牽張反射」的威力 55
卸力時不要刻意放鬆 59
「絕對速度」與「對人速度」 63

想要飛得高，先要蹲得低 65
不可以偏重強度訓練！ 68
卸力訓練：職業選手的實踐與潛能 70
訓練的目的是什麼？ 76
阻礙發揮良好運動表現的「模式化」本質 78

第三章
開始「卸力訓練」

連動能力是提高卸力技術的關鍵 86
三大連動部位：脊椎、骨盆及髖關節、肩胛骨 88
以三個層級逐步提升「卸力」 96
「卸力訓練」的四個階段 99

預備階段：提升腹內壓與刺激需要施力的部位（做好準備狀態） 102
階段一：伸展系列（穩定狀態的卸力練習） 106
階段二：搖擺系列（施力與卸力的切換練習） 109
階段三：下墜系列（藉由快速卸力練習使用重力） 111

預備階段
腰腹呼吸 114
刺激腋下後側 116
控制心窩 118
刺激大腿後側 120

階段一
巨蜥式伸展 122
臀大肌伸展 124

毛毛蟲混合式伸展 126
牛頭式伸展 128
大腿前側伸展 130
伸展胸大肌 132
肩胛骨內收 134

第四章
了解「卸力訓練」的核心

搖擺系列卸力訓練的真正目的 140
以「腳底踝線」支撐站立姿勢 142

階段二

搖擺脊椎1 俯臥 144
搖擺脊椎2 盤腿 146
搖擺脊椎3 伸展胸椎 148
肩胛骨外展搖擺 遠離訓練 150
肩胛骨內收搖擺 滑動訓練 152
髖關節迴旋搖擺1 屈曲姿勢 154
髖關節迴旋搖擺2 大轉子感測器 156
髖關節迴旋搖擺3 俯臥姿勢 158
終於來到「卸力訓練」的最後階段 160

階段三

肩部下墜1 垂下肩部 162

肩部下墜2 垂下手肘 164
手臂下墜 肩部與手肘快速卸力 166
脊椎下墜 心窩卸力 168
腿部下墜1 穩定姿勢 170
腿部下墜2 單腳站立 174
腿部下墜3 鐘擺式甩腿 176
下半身下墜 心窩反向卸力 178
全身下墜 斷線下墜 180
比訓練頻率及次數更重要的事 182
呼吸是「卸力訓練」的關鍵 185
如何有效進行「卸力訓練」？ 188
結語 193

訓練影片觀看須知

有標示「請參考影片」的訓練內容，
可參照影片確認實際動作。
請搭配本書的解說，
確認實際動作與動作速度，
雙管齊下嘗試看看。

影片觀看方式

1 請掃描讀取 QR Code（若是無法讀取，請先下載 QR Code 掃描器 APP）。

2 開啟連結播放影片，即可觀看。

※ 影片內容及影片刊載頁數如有變更或終止，恕不另行通知。
※ 某些機型可能不支援影片播放。

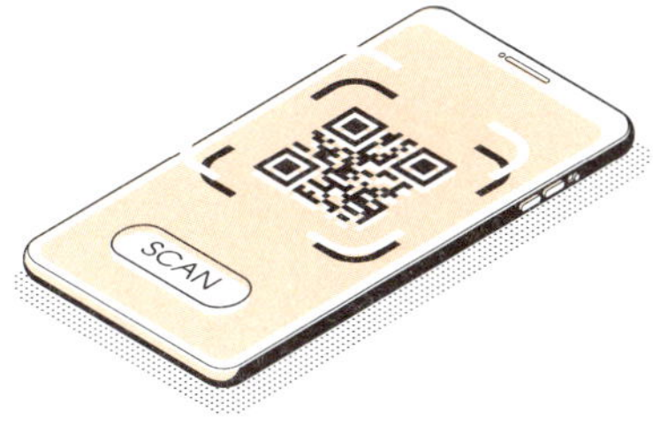

設計／華本達哉（aozora）
插圖／KAZMOIS
攝影／島本繪梨佳
服裝贊助／New Balance Japan
校對／鷗來堂
DTP／佐藤史子
協同採訪／大正谷成晴
協同編輯／峰岸美穗

第一章

人會在潛意識裡感到「緊張」

1

受傷及身體不適的真正原因是什麼？

有運動經驗的人應該有過下列困擾。

「我拚了老命訓練，正式上場時卻無法發揮預期的運動表現。」

「我有認真健身以及做伸展運動，身體卻很容易出現疼痛等不適症狀。」

「為什麼我常常受傷呢？」

「傷好了也很容易復發……」

不論是職業運動員或業餘人士，想要在運動項目取得佳績，不僅要磨練競技方面的技術，也必須鍛鍊自己的身體。

然而，對許多運動員來說同等重要，或者更重要的，是懂得如何「卸力」以及為此所做的相關訓練。

因為正式上場時難以發揮運動表現、容易受傷的原因，與身體緊繃，也就是「施力」不當息息相關。

不僅僅是運動，當我們面對「不能失敗的重要時刻」，例如參加重要考試或者在眾人面前說話時，身心往往會因為緊張而變得緊繃僵硬或失去思考能力。

特別是「身體緊繃」，便是妨礙身體靈活度的元凶。

身體緊繃，指的是①察覺不到自己正處在施力的狀態，或者②想要卸力卻卸不了力的狀態。

這是連職業選手也很難妥善處理的棘手問題。

人類為了「雙足行走」失去了什麼？

接下來為各位解說，我們的身體容易緊繃的原因。

原因1 為了維持雙足行走

第一個原因不用多說，自然是為了維持雙足行走。

我們的身體從頭到腳，縱向承受了垂直方向的重力與強大壓力。頭部的重量更是佔了成人體重的一〇%左右。因此，身體必須處在緊繃的狀態，才能用極為不穩定的雙足支撐沉重的軀體，並且保持姿勢四處移動。

導致身體緊繃的根源，就是為了保持姿勢抵抗重力。換句話說，施力對我們而言本來就比較輕鬆。

正如我們在歷史課及生物課所學到的，自從人類獲得雙足行走的能力，雙手因此獲得解放，智慧得以發展，進而建立高度文明。

當雙手不必用來支撐身體，高速投擲物體的動作便成了狩獵及運動的起源。

與此同時，人類也**放棄了四足行走時，身體（尤其是脊椎）為了保持平衡所具備的柔軟度**。

結果導致肩胛骨與脊椎、髖關節的連動能力逐漸衰退，為了彌補這一點，就是讓身體變得更有力量。

原因2 在充滿壓力的社會中，緊繃狀態是常態

眾所周知，現代社會充滿壓力。

由於外在的刺激與人際關係等因素，現代人的日常生活總是面臨壓力與焦

慮。可以說，**緊繃狀態已成了常態**。

大家都知道，大腦接收到的壓力訊息會透過神經傳遞，造成肌肉緊繃，導致自律神經失調，並且引發各種不適症狀。

至於第三個原因，訓練內容偏重「強度訓練」也是一大問題，後面的章節會再詳述。

首先，大家只要知道，我們每天都處在容易緊繃的狀態就好。

「身體緊繃」所造成的主要傷害

身體緊繃會在不知不覺間影響運動表現，或者埋下受傷的隱患，而且通常難以找到解決方法。

下列以具體案例說明「身體緊繃」所造成的危害。

危害1 身體無法隨心所欲地活動

我認為閱讀本書的讀者，大多是想要在自己所從事的運動項目中提升運動表現的人、對身體的運作機制感興趣的人，以及本身有不適症狀的人。

我們在活動身體時，往往只會將注意力放在看得到的動作，但是像簡單的

「跑步」動作，實際上也是由神經、肌肉、骨骼以及意識錯綜複雜地連動而成。

以棒球的擊球動作為例。從掌握球的動向到打擊出去，會經過一系列動作：

①根據投手的姿勢、手腕的角度與球的飛行軌跡，預測球棒接觸到球的時機與路徑。

②根據預測的時機下達揮擊的指令。

③軸心腳一方面感受承載的體重，一方面也以髖關節、骨盆周圍的肌肉為中心，做好揮擊的準備。

④保持狀態，移動重心踏出前腳。

（這時必須控制得宜，避免太早轉腰。這種力量的抗衡狀態稱為「分割」，與力量及時機的調整息息相關）

⑤運用肩胛骨與脊椎、肋骨，控制骨盆的動作。

擊球動作是怎麼發生的？

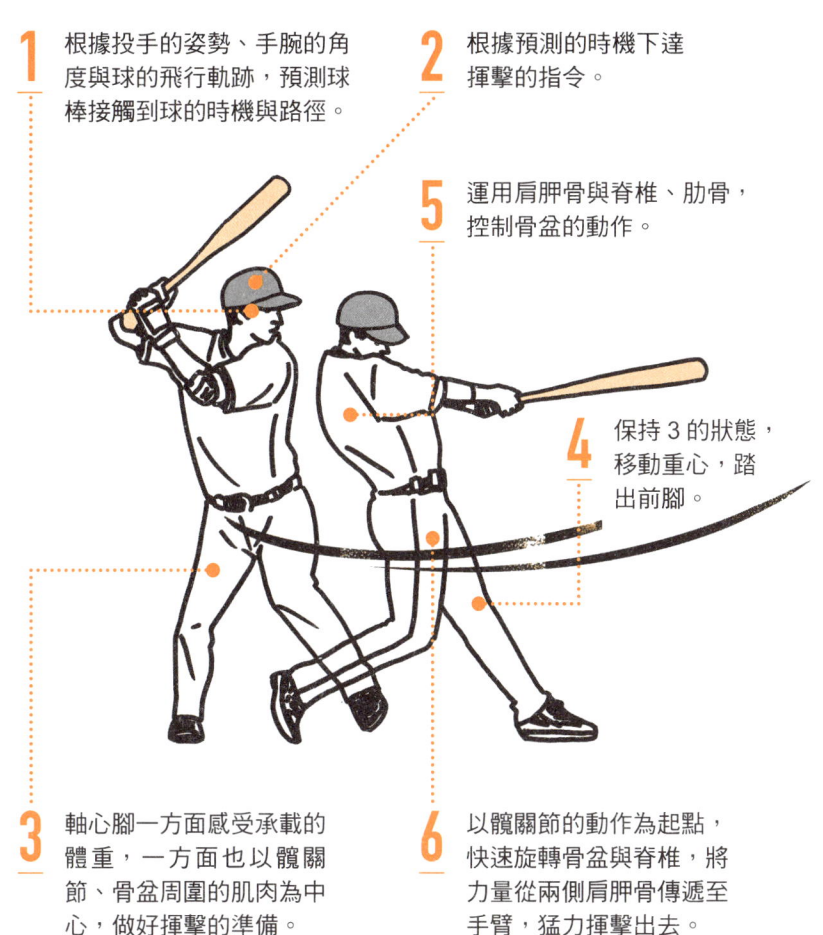

1 根據投手的姿勢、手腕的角度與球的飛行軌跡，預測球棒接觸到球的時機與路徑。

2 根據預測的時機下達揮擊的指令。

5 運用肩胛骨與脊椎、肋骨，控制骨盆的動作。

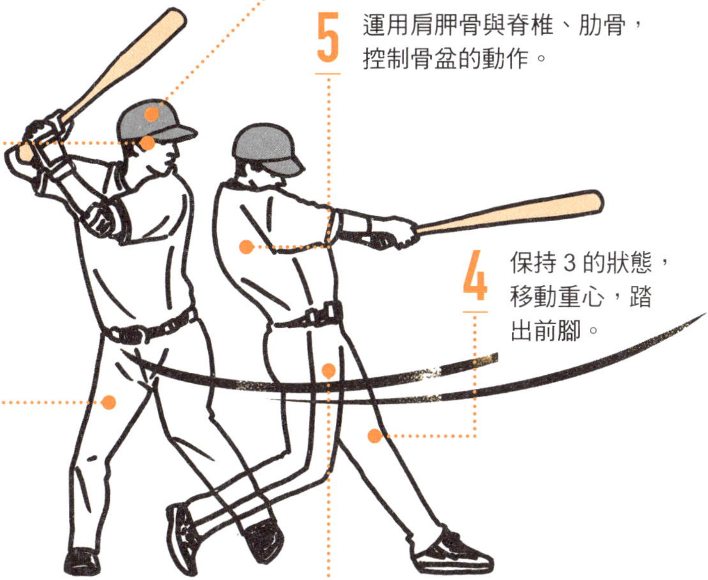

4 保持 3 的狀態，移動重心，踏出前腳。

3 軸心腳一方面感受承載的體重，一方面也以髖關節、骨盆周圍的肌肉為中心，做好揮擊的準備。

6 以髖關節的動作為起點，快速旋轉骨盆與脊椎，將力量從兩側肩胛骨傳遞至手臂，猛力揮擊出去。

※為方便解說，在此以流程示意。實際上是在極為短暫的時間內執行，請將其視為時間上有所重疊的動作。

（也是準備快速旋轉的狀態）

⑥以髖關節的動作為起點，快速旋轉骨盆與脊椎，將力量從兩側肩胛骨傳遞至手臂，猛力揮擊出去。

單是揮擊的動作，不僅要用手臂揮動球棒，還必須連動腰部（髖關節）與下半身（雙腳）、肩胛骨、手臂等部位，並且掌握路徑與時機，才有可能猛力揮擊出去。

感官的靈敏度減弱會如何？

足球與籃球也是一樣。

光是用腳踢球，未必能踢出威脅球（killer pass）或命中球門，單靠手腕也無法調整傳球位置或球速。

我們常說擅長運動的人是「運動神經很好」，或者「很有天賦」，但其實唯有身體能夠執行大腦下達的指令（神經傳遞），準確將其再現，才有可能發揮出良好的運動表現。

一旦「身體緊繃」，大腦下達的指令便無法順利傳遞，使身體難以在時間與空間上準確重現大腦的想像。

這樣的狀態下，即便認為「那是因為練得不夠！」而想要勤能補拙，但遺憾的是，這並非有效的解決之道。

危害2 容易受傷或引發不適症狀

我們的**身體具有感應器**[2]，可透過肌肉收縮與緊繃狀態、皮膚感受等方式，來**察覺身體的狀態**。

舉例來說，我們不必用眼睛親自確認，是不是也能知道自己的腳往哪個方向伸出多大範圍？這就是感應器的作用。

包括日常動作在內，我們就是根據感應器所傳遞的訊息做出各種動作（頂尖運動員的感應器極為精準，能夠敏銳地感應到一般人幾乎察覺不到的細微角度差異）。

例如花式滑冰優雅的肢體動作，或者手要伸多長（腳要踢多大力）才能接到球，諸如此類的「感覺」，就是感應器的作用。

身體緊繃，就會減弱感應器的靈敏度。

感應器的靈敏度一旦減弱，回饋自身狀態的準確度也會變差，導致身體的反應變得遲鈍。

更重要的問題是，**感應器的靈敏度減弱，容易引起受傷**。

例如肌肉拉傷，其基本原理便是肌肉在卸力的時候，也就是肌肉需要伸展的時候無法適度調整卸力的力道，肌肉纖維就會因此斷裂。

當大腦或脊髓下達「伸展」的指令時，能夠立即卸力、釋放緊繃肌肉的選手就不會受傷；反之便容易拉傷肌肉。

此外，感應器也負責調整卸力的力道強弱。

2注：感應器在醫學上的術語稱為體感覺系統（Somatosensory System）。其中當然也有更複雜的組織，例如肌梭（Muscle Spindle）、感壓受器（Baroreceptor）等等，這些統稱為「體感覺系統」。

不僅限於運動選手

不是只有運動選手才需要重視感應器的靈敏度。舉例來說，你是否遇到過下列情形？

- **以為自己抬起腳來走得穩健，沒想到卻在平坦的路上絆倒**
- **以為自己站得筆直，看了照片才知道歪一邊**
- **發覺自己的肩膀及腰部很緊繃**

造成上述情況的原因也許各式各樣，但是極有可能與身體緊繃息息相關。

「淺呼吸」實際上很危險！

接下來為各位解說第三種危害。

危害3 呼吸變淺，更容易造成緊繃

眾所周知，肺本身沒有肌肉，無法自行膨脹與縮小。因此，我們呼吸的時候，是**透過肋骨與周圍肌肉以及橫膈膜的移動，讓空氣進出**。

當橫膈膜收縮並下降，胸廓（由肋骨包圍的區域）會膨脹，空氣因此進入肺部，我們就能夠吸氣。相反地，橫膈膜放鬆上提時，胸廓會縮小，空氣因此從肺部出去，我們便能夠呼氣。這就是呼吸的機制。

活動橫膈膜的好處是什麼？

長期飽受壓力的現代人，往往因為各種因素導致身體緊繃，橫膈膜及肋骨的活動範圍也因此受限，處在「淺呼吸的狀態」。

若是處在淺呼吸的狀態，吸取氧氣的能力會減弱，從疲勞中恢復活力的能力也會變得遲緩。除此之外，想要透過被稱為「呼吸輔助肌肉」的肩頸肌肉呼吸時，也容易引起肩頸痠痛。

淺呼吸的狀態，簡單來說，便是無法暢快無阻地深呼吸的狀態。如果**呼氣時感覺氣吐不乾淨，或者吸氣時覺得胸悶，就要多加留意**。

詳細內容會在第二章解說，深呼吸的好處則是可以活動橫膈膜與腹橫肌、骨盆底肌、多裂肌（以上四者統稱為內核心肌群），增加腹內壓。

腹內壓指的是腹腔內部的壓力。若能增加腹內壓，便**猶如穿上塑身衣，不必**

呼吸時胸腔的變化

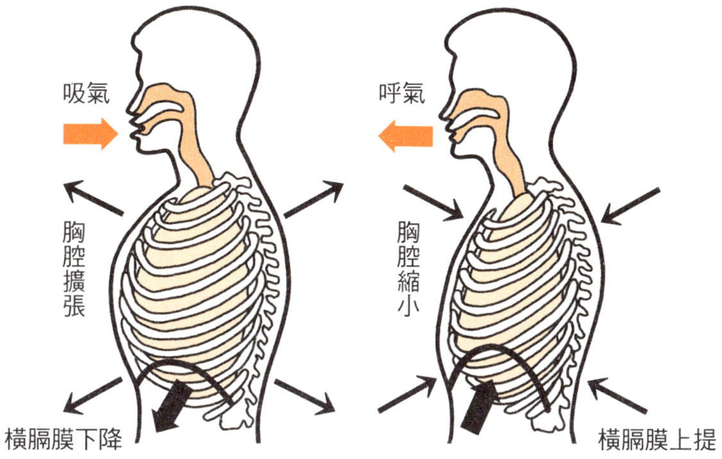

吸氣時→橫膈膜收縮並下降
（肋骨向外擴張並上升）

呼氣時→橫膈膜放鬆並上提
（肋骨向內回縮並下沉）

依賴肌肉也能穩定軀幹。

此外，腹內壓可以讓軀幹處在穩定狀態，提升手臂與腿部的運動機能。換句話說，最大的好處在於不會讓腰部過度緊繃，且能靈活有力地運用肢體。

由此可知，吸氣的方式與呼氣的方式對於運動表現的影響，遠超出我們的想像（包括精神層面的影響）。因此，不少運動員紛紛將呼吸法納入訓練計畫，我也非常重視。

需要的是「操控性」高的身體

我要一再強調，在運動領域中，如何消除身體的緊繃狀態，是影響運動表現的重要關鍵。

對運動員而言，若是因為身體緊繃導致關鍵時刻無法全力發揮，將是致命的弱點。

這是因為，由於**身體特性所致，我們很難在緊繃的狀態下直接使出強大力量，或者迅速做出反應**。

舉例來說，請想一想頂尖運動員對於球或對手迅速做出反應的樣子。任何一種競技運動都可以。

棒球的打者或足球的守門員，還有羽球及網球這類對於反應速度要求極高的運動，其共通點便是一定會以小幅度搖擺全身或身體的某一部分。

這項特徵在頂尖運動員身上更為明顯。相反地，愈是運動新手，身體各處愈容易繃緊而顯得僵硬。

如我前面所提到的，人類由於運動特性所致，無法從已發力的狀態再施力催出更強大的力量。根據肌肉的特性，從放鬆狀態快速收縮，更能產生強大力量。

因此，頂尖運動員往往會**在施力之前盡可能清空體內多餘的力量**。

此外，身體一旦緊繃，也會**影響關節的活動度**。動作流暢不僅意味著肢體動作柔韌靈活，也包括動靜反應切換自如的能力。

這種流暢的動作是身體連動和傳遞力量時的基礎，身體繃得愈緊，操控性就愈差。

請各位務必留意，無法控制身體的緊繃狀態，在站姿體態、運動姿勢與動作中無法充分卸力，都會對身體機能以及運動表現造成負面影響。

以上皆在說明，**想要迅速移動或爆發出強大力量，不可或缺的先決條件就是懂得卸力的「技術」**。

這裡使用「技術」一詞是有原因的。卸力不代表一味放鬆就好，而是在必要時懂得自行控制卸力的技巧，所以稱為一種「技術」。

既然是一種技術，只要認真訓練，自然會進步。

第二章

「卸力技術」可打造靈活的身體

2

什麼是「卸力」？

本章會為各位解說「卸力」的基礎，以及從中衍生的「卸力技術」與「卸力訓練」。

在此之前，讓我們再次回顧提升卸力技術所帶來的好處。

學會卸力技術的四大好處

- **能夠精準掌控施力與卸力，提高身體控制能力。**
- **縮小想像動作與實際動作的差距**（可盡快習得競技技巧）。
- **藉提高連動能力增加力量的傳遞效率，進而產生強大力量，避免受傷或疲**

僵、身體不適等狀況。

● **強化牽張反射**（第五五頁），**產生強大力量**。

卸力技術**並不是「數字有達標即可」**。因為調整施力與卸力的力道及時機，是一門學無止境的技術。

因此，最重要的是日積月累地練習，讓這門技術一天比一天更進步。

雖說是卸力，但它並不是純粹的放鬆而已，也不是利用伸展或按摩等方法來鬆解肌肉。

卸力技術與卸力訓練的重點在於：**「能夠迅速地、在適當部位、以適當力道，游刃有餘地施力與卸力」**。

想要在關鍵時刻展現強大的力量，就要在即將施力前讓身體適度保持在卸力狀態（消除無謂緊張的狀態）。

足球選手瞬間加速之前會先卸力

首先以職業運動選手的實際案例，為各位解說「卸力技術」。如此一來，大家應該能更了解何謂卸力。

現役的職業運動選手中，足球明星梅西與哈蘭德（Erling Håland）尤其擅長卸力技術。這兩位選手都是頂尖球員，能夠盤球迅速突破緊迫盯人的防守，接連進球。他們的特點便是具備能將對手完全甩開的衝刺能力。

當他們在盤球時，特別是衝刺時的動作有一些耐人尋味的共通點。也就是**想要加速衝刺時，上半身都不會緊繃，並且採用身體壓低的下墜方式提高速度**。所謂的下墜衝刺法，指的是在超越對手的那一瞬間將身體壓低，隨即加速的動作。

將身體壓低的下墜動作固然是一個小小舉動，卻是想要加速衝刺時的重要關鍵。加速初期（開始行動）需要一股強大力量，如果能藉著下墜來加速，就能透過轉換系統將下墜的位能轉化為動能。

這樣的說明有點難以理解，換句話說，**只要將身體壓低一下，就能獲得加速所需的力量**。如此一來，腿部不必用力使勁也能加速，而這種加速模式的最大特徵便是讓對手難以捉摸。

因此，懂得運用下墜衝刺法（在此稱為衝刺觸發機制），便成了發揮良好運動表現的必要條件。小小的下墜動作，正是卸力技術的能力差異影響運動表現的關鍵。

請務必觀看影片確認他們在盤球及衝刺的畫面，就會明白其中的差異。

一流足球選手的衝刺機制

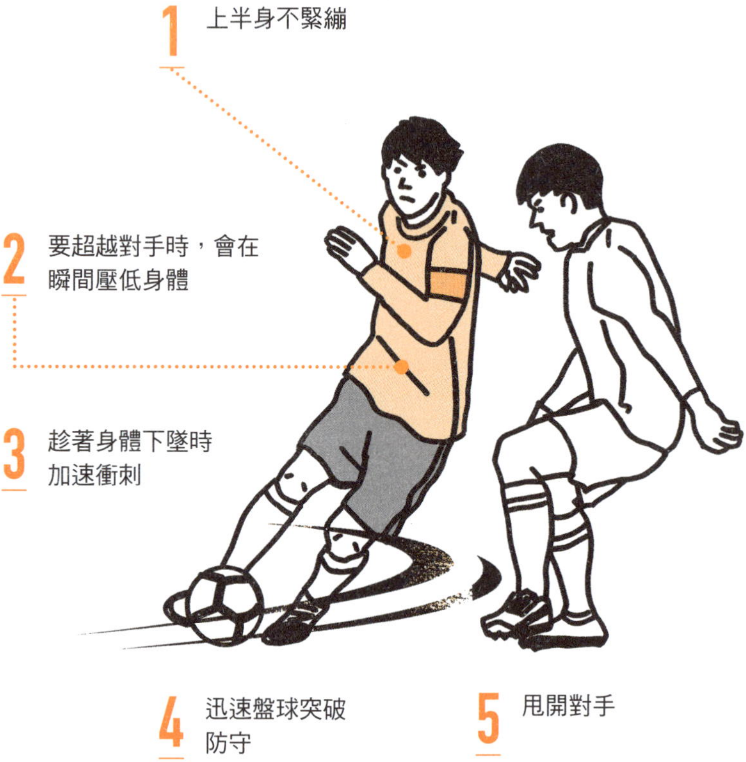

1 上半身不緊繃
2 要超越對手時，會在瞬間壓低身體
3 趁著身體下墜時加速衝刺
4 迅速盤球突破防守
5 甩開對手

所以……

可以迅速盤球突圍

趁著身體下墜時加速衝刺，可使對手難以捉摸自己的動向，
在足球這類對戰型運動中特別有機會發揮。

投球的關鍵是將下半身的力量傳遞至指尖

在其他運動競技中，卸力同樣與運動表現息息相關。

棒球投手投球時是用軸心腳單腳站立，自由腳則會往前踏出一步，即便是如此不穩定的姿勢，也必須盡量卸力。因為接下來，馬上就要發揮快速旋轉骨盆與脊椎所得到的力量。

投球的重點在於將下半身所產生的力量完整地傳遞至手指，再從手指釋放至棒球上。

將力量從下半身傳遞至手指時，**大腿前側與腰部、肩膀周圍若是緊繃，關節的活動度便會受到影響而無法完整傳遞力量**。因此，頂尖運動員擅長運用牽張反射來加速手臂及腿部的動作。所謂牽張反射，也就是肌肉收到突然伸展的訊號後立即收縮的反射現象（第五五頁），至於肩胛骨周圍以及整條手臂，為了運用牽張反射更需要徹底卸力。

格鬥技也需要卸力

此外，在格鬥技中最艱鉅的任務，便是避開對手的攻擊之餘，自己也要同時予以反擊。

格鬥技選手都會鍛鍊讓自己盡量處在卸力狀態的技術，**以便迅速應對眼前對手的高速攻擊，並且盡可能快速有力地出拳還擊**。

一流投手能投出快速球的理由

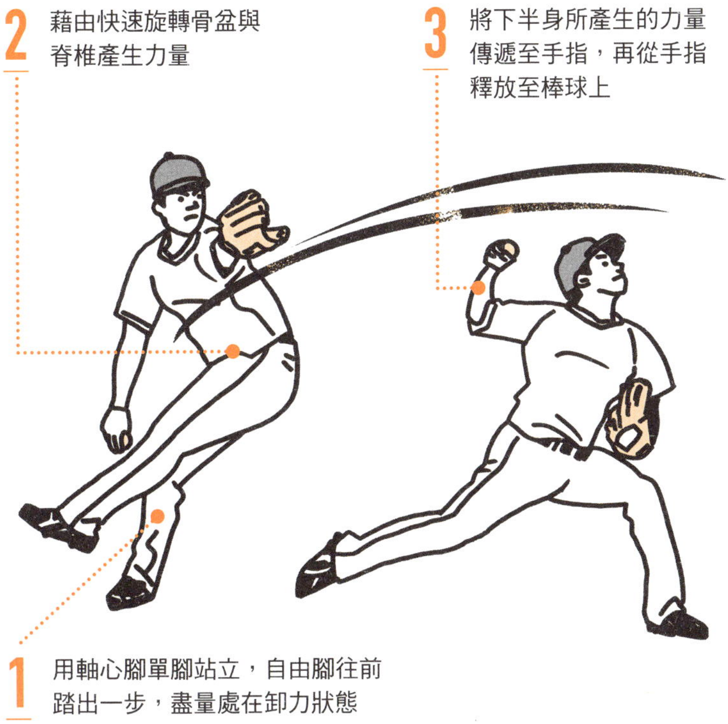

2 藉由快速旋轉骨盆與脊椎產生力量
3 將下半身所產生的力量傳遞至手指，再從手指釋放至棒球上
1 用軸心腳單腳站立，自由腳往前踏出一步，盡量處在卸力狀態

所以……

可以掌控球速與控球

大腿前側與腰部、肩膀周圍若是緊繃，
關節的活動度便會受到影響而無法完整傳遞力量。

輸出的力量與「力感」實際上有落差

接下來，將稍微說明在提升卸力技巧時非常重要的一點，也就是實際發揮的力量與「力感」之間的差距。

我們的身體有一種**略顯麻煩的特性，也就是施力愈大，傳遞的力量愈小**。以投球為例，使勁投出去了，球速卻綿軟無力；叉開雙腿使勁站著，卻很容易失去平衡。大家是不是有過類似的經驗呢？

由此可知，感覺「自己使出」的力量，與「實際輸出」的力量是有落差的。

例如投快速球，當我們想要發揮強大的力量時，就會將力量集中在身體的某個部位。

投球的時候，使勁的通常是手臂及肩膀。

這種**施力的感覺即稱為「力感」**。

力感愈強，似乎投出去的球速就愈快。

大家是不是也這麼認為？因此，想要投快速球的時候，通常都會使勁把球投出去。

然而麻煩的是，施力的感覺與實際輸出的力量（球速）並不一致。

例如**職棒投手，他們並不樂見手臂及肩膀出現強烈的力感。因為下半身的力量能夠順利傳遞至手臂時，不會讓手臂及肩膀產生強烈的力感**。

對投手而言，手臂及肩膀所產生的力感，便是力量傳遞不順的證據。換句話說，投球的時候，愈是業餘的投手，其手臂及肩膀所產生的力感愈強烈；愈是頂尖的投手，力感愈不明顯。

這就是所謂的牽張反射，與身體所具備的重要功能息息相關（後面會再詳細說明）。

由此可知，像這樣沒有明顯力感卻能發揮強大力量的選手，他們的共通點便是**擁有一套模式，不必施加無謂的力量就能發揮強大的總能量**。

潛意識裡產生的「牽張反射」的威力

不必施加無謂的力量，就能發揮強大的總能量。這句話是什麼意思？

事實上，腳掌與手指等部位是運動的動力鏈終點，它所能發揮的力量強度，不能單以肌力來表示。

例如職棒投手山本由伸，像他這般身材精瘦的投手，能夠以如此柔韌的身段投出強勁速球，不能單純以肌力強度或施力力道的標準來衡量。

這類選手的共通點，便是懂得運用「牽張反射」。

「牽張反射」指的是肌肉突然伸展時，會無意識立即收縮的現象。請想像一下將橡皮筋拉長後，突然鬆手便立刻往回縮的情景，應該更容易理解。

日常生活中很難實際感受到牽張反射的存在，但最廣人為知的便是坐在椅子上輕敲膝蓋骨下方，膝蓋就會不由自主地伸直的現象。

這是因為大腿前側的股四頭肌受到瞬間的刺激，而使這塊肌肉無意識地收縮。此時**肌肉並不是主動地跳動**。

接下來以運動實例來說明。足球射門的時候，膝蓋是在踢球腿的前方，再將球踢出去。此時身體前側的肌肉被拉長，接著立即收縮，藉此迅速射門。

若能利用肌肉拉長後的反作用力一下子收縮，就能在不造成身體負擔的情況下，敏捷有力地活動。這就是所謂的「瞬發力」，加強牽張反射，將有助於增加瞬發力。

由於人體的肌肉具備這種特性，可應用在運動中的各種動作。

此外，不必費勁就能發揮強大力量的頂尖運動員，正是利用牽張反射來加速手臂及腿部的動作（高度連動能力當然也很重要）。

牽張反射利用的是肌肉的急遽伸展與收縮

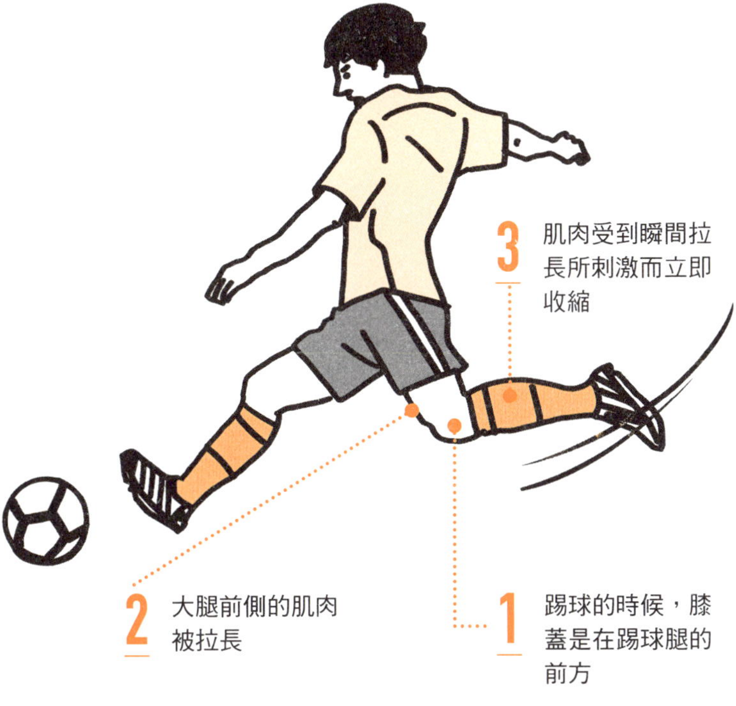
3 肌肉受到瞬間拉長所刺激而立即收縮
2 大腿前側的肌肉被拉長
1 踢球的時候，膝蓋是在踢球腿的前方

所以……

可以迅速射門

利用肌肉拉長後的反作用力一下子收縮，
就能在不造成身體負擔的情況下，敏捷有力地活動。

※一般而言，涉及牽張反射的動作型態包含增強式訓練與彈震式動作，皆需要「極快速」對肌肉做離心動作，才有可能誘發此反射。

牽張反射的優點相當多，其中一項就是收縮速度比平時還快。因此，運動競技不好好利用這一點就太可惜了。

反過來想，身體若是緊繃，便很難啟動牽張反射。

教練們苦口婆心指導運動員「不要繃著身體」的理由之一，就是因為身體緊繃會使牽張反射無用武之地。

卸力時不要刻意放鬆

換個角度想一想。當教練說「放鬆一點」，想必有不少人都很疑惑，為什麼想放鬆時卻無法好好放鬆，一旦放鬆就無法發揮強大力量？

我要再次強調，適當卸力與發揮良好運動表現息息相關。

然而，卸力並不是那麼容易掌控的技術。

這一點十分重要，無論你再怎麼想放鬆，也無法好好放鬆。因為**放鬆的時候，必須先將力量用在「需要施力的部位」**。

唯有這個部位確實運作，才能適度卸掉力量。所以要先將「需要施力的部位」以及「需要卸力的部位」整理出來。

有一點請務必記住，實際上會出現所謂的**逆轉現象**，也就是**需要施力的部位無法出力，需要卸力的部位卻十分緊繃**。

為了在重力環境中撐住身體，並且有效率地活動，人體有些部位需要施力，有些部位則需要卸力。

左圖所展示的，就是為了將身體機能發揮到極致，應該施力與應該卸力的身體部位。

需要施力的部位幾乎都是能夠抵抗重力，同時也能支撐身體的重要部位，並且能讓身體活動自如，將力量傳遞的損失減至最低。

因此很重要的觀念是，如果在需要施力的部位施加力量，就能穩穩地提升該卸力部位的卸力技術。

運動表現有問題的選手，非常多都苦於這種施力與卸力的失衡狀況，但透過卸力訓練，就可以恢復適當的平衡。

需要施力的部位以及需要卸力的部位

若需要卸力的部位變得緊繃，
需要施力的部位就無法發揮作用。

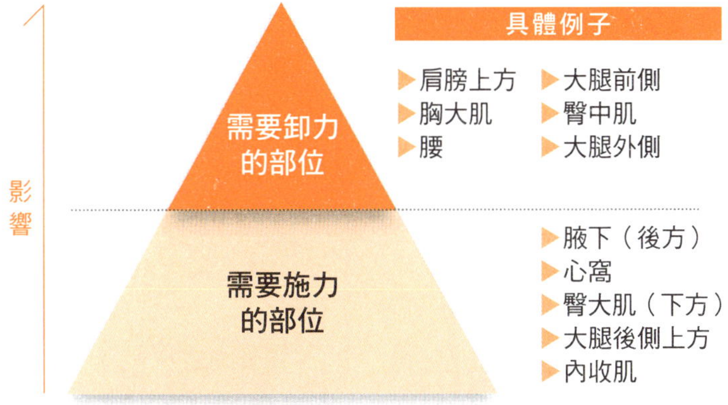

舉例來說，大腿前側若是緊繃，原本應該施力的大腿後側上方就無法發揮作用，使得施力不足，導致運動表現不佳。

此外，上圖所示的分類適用於大部分運動競技項目。可以說，沒有一種運動競技是在該卸力部位的肌肉施加力量、在需要施力的部位卸掉力量的情況下，還能發揮良好運動表現。

需要施力的部位 vs 需要卸力的部位全身圖

人體有各種肌肉，主要的肌肉如下圖所示。

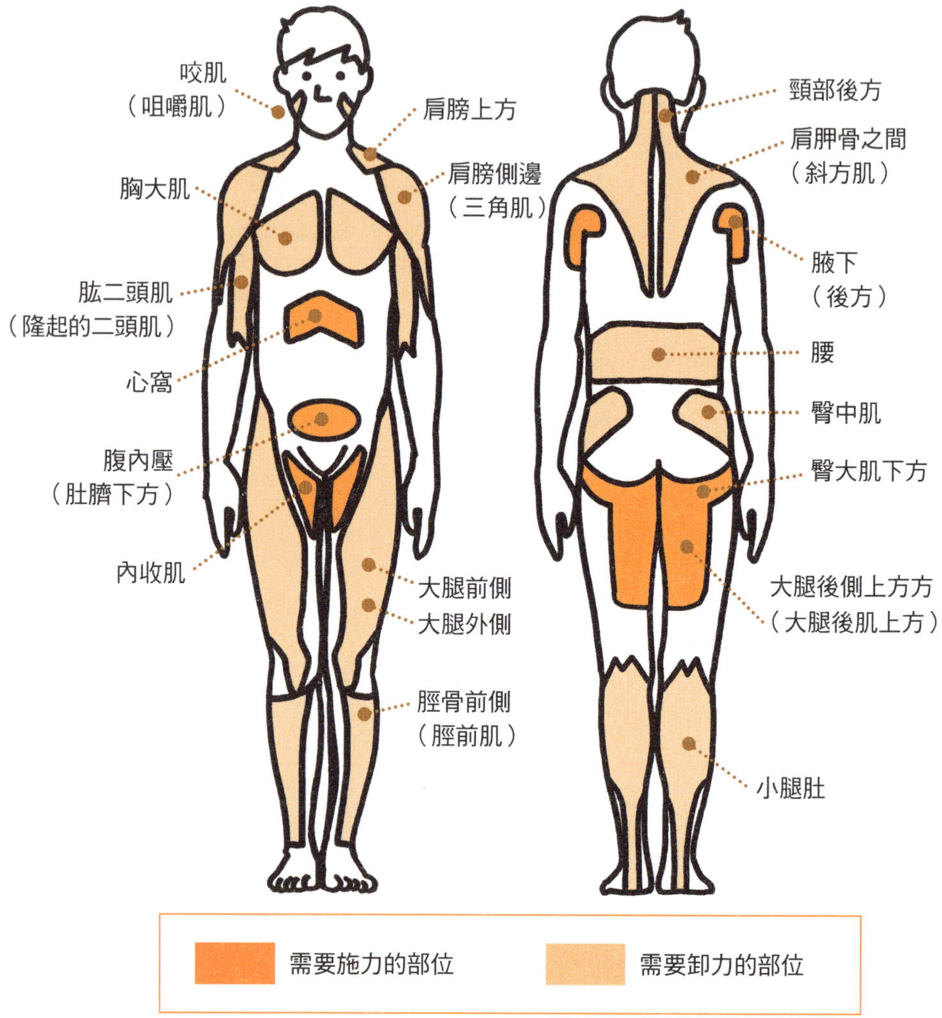

※此圖是依據實際經手的諸多案例製成。用以表現運動員經常緊繃，並建議需要卸力、需要施力的肌肉部位，故與拮抗肌理論有細微差異。

「絕對速度」與「對人速度」

也來談談運動競技中必備的速度與卸力技術的關係。

雖然通稱為「速度」，但事實上速度也有不同之處，若是不先釐清其中概念，便無法構成「可用的速度」。

速度可分為「絕對速度」與「對人速度」兩大類。

所謂的絕對速度，指的是可用時間等加以量化的類型。

另一方面，**對人速度則是基於「對方的感受」**。

就運動競技而言，這兩者同樣重要，但是因為運動種類的不同，重要程度會有極大差異。

例如田徑比賽中的一百公尺賽跑，提升絕對速度（也就是時間）就是致勝關鍵。但是像足球或籃球這類對戰型運動，改善時間不等於能夠提升運動表現吧？提升絕對速度固然重要，但是單憑這樣的運動表現，還不足以應用在賽場上。

對戰型運動中所要求的運動表現，取決於能否以更快的速度阻擋對手的動向，甚至是將對手甩掉。

換句話說，對人速度便是「掌控感覺與時機的速度」。**即使跑五十公尺的秒數輸人，只要移動速度比對手快，懂得用假動作讓對手感到威脅，就能獲勝**。

「卸力技術」也有助於提升對人速度。只要看了前文說明的梅西與哈蘭德的下墜式盤球技巧（第四六頁），即可明白其中理由。

當然，這並不是說卸力技術無助於提升絕對速度。力量的傳遞效率對於絕對速度以及對人速度同樣重要，由於緊繃會使身體動作變得遲鈍，就這一點來說，卸力技術是不可或缺的。

想要飛得高，先要蹲得低

相較於其他運動，牽張反射對於投球時的揮臂加速尤其重要。活躍於職棒一軍的選手都能高度活用牽張反射，也就是絕大多數都具有高水準的卸力技術。

其中的代表人物便是前面介紹過的投手山本由伸。

山本的投球姿態乍看之下有些特別，似乎偏離了理論。一般在做 Take Back（手臂向後拉伸增加反作用力）動作時，手肘會保持彎曲狀態，但是他最引人注目的特色就是在 Take Back 時將手肘打直。

手肘若是在伸直的情況下揮臂加速，也就是採用「擲標槍」的方式，就會增加肩肘的負荷。

然而，山本卻是在手臂往後拉伸時迅速卸掉手臂的力量，接著再將手肘一下子彎曲到頂點。他便是利用手臂在這時候所產生的牽張反射讓球速更猛。

山本與其他投手的卸力時機略有不同，因為結合了牽張反射的機制，所以打者很難掌握揮棒的時機。

加速與跳躍同步

在籃球運動中，卸力技術也相當重要。

前面提到了利用身體下墜時加速衝刺，頂尖選手自然得心應手。

再者，跳投時的下沉動作也可以利用下墜技巧，**讓對手無法分辨自己究竟是加速還是跳躍，也就是讓對手陷入反應不及的狀態**。

以極高水準體現這一點的，便是籃球員史蒂芬・柯瑞（Stephen Curry）。

柯瑞以神乎其技的運球與投籃技巧廣為人知，他敏捷地在賽場跑動時顯得毫不費力，也十分懂得利用小幅度至大幅度的下墜技巧迷惑對手。

要達到這樣的運動表現，最重要的便是游刃有餘地掌控施力與卸力。

前面列舉的幾位選手，是職業運動選手中尤其擅長卸力技術的佼佼者，而頂尖選手也都能在無意識間完成這些動作。

懂得運用卸力技術，也就是能在無意識間施展施力與卸力的技巧，便是他們能成為頂尖運動員的原因。過去則是以「才能」與「天賦」等詞語一概而論。

話雖如此，若是透過有效的訓練方式提升卸力技術，即便無法與職業選手相提並論，仍然可以掌握同樣的身體操作模式。

不可以偏重強度訓練！

了解「卸力技術」與「卸力訓練」的必要性，便是**重新審視過往的訓練方式，並且找出最適合自己方法的第一步**。

第一章提到了身體容易緊繃的三個原因，其中包括偏重以訓練肌力為代表的「強度訓練」。

在此之前，運動訓練的主流趨勢不外乎重量訓練（Weight Training）與核心訓練（Core Training），都是提高肌肉收縮能力、增加肌肉量的強度訓練。

閱讀本書的讀者當中，想必也有不少人積極投入這類訓練吧。

當我這樣說，也許有人會認為我對強度訓練抱持否定的態度，但我絕對沒有這種想法。強度訓練絕對是不可或缺的。總而言之，偏重提升肌力的訓練方式並不可取。

強度訓練的優點是可以增加輸出的力量，但是它也很容易造成身體與動作的緊繃。

另一方面，卸力訓練是為了習得卸力技術所做的訓練，也是消除身體緊繃，打造「柔韌的身體」、「靈活的身體」以及「隨心所欲活動的身體」的基礎。

強度訓練搭配卸力訓練雙管齊下，即可擁有不易受傷、剛柔並濟的身體與肢體動作。

卸力訓練：職業選手的實踐與潛能

近幾年來，運動員的選手生命不斷延長，但是步入三十歲後，無論選手多麼活躍，身體都會有一些狀況。

我認為這是由於年齡增長以及長期累積的疲憊，導致身體各部位組織受到影響，而使柔軟度容易變差。

我協助過的選手中也有許多人是在這種狀態下上門求助，而他們的狀況也在提升卸力技術後有所改善。在此向大家介紹幾個案例。

案例1 職業足球選手

個案當時在英超踢球，經過隊上的強度訓練後，感覺身體變得僵硬，不僅轉向及加速時的速度變慢，上半身的柔軟度也變差，甚至出現腰痛的症狀。

我一開始便徹底改善他的柔軟度，並且同步實施卸力訓練。過了三個月左右，他在比賽中實際感受到卸力技術有所提升，踢球時也覺得自己恢復了柔軟度。最後重返日職聯盟，並且在健康無傷的狀態下接連射門。

案例2 職業棒球投手

個案難以將下半身的力量傳遞至手臂，並感覺自己是靠上半身的力量在投球。曾動過 Tommy John 手術（膝蓋手術）。

若是無法有效將力量從下半身傳遞至指尖，投快速球時上半身一定會緊繃。如果不改善這種模式，極有可能會膝傷復發，或者導致肩膀受傷。

由於上半身緊繃是引發的「後果」，所以第一步是要徹底執行卸力訓練，消除髖關節周圍的緊繃，畢竟這是造成緊繃的一項因素。

由於人體結構所致，要在運動中卸掉髖關節的力量需要時間，不過，個案在賽季期間徹底執行卸力訓練後，緊繃的情況已大幅改善，一如預期解決了上半身緊繃的問題。

最終得以在沒有任何傷退，而且防禦率（ERA）保持在一以下的狀態下，完成賽季的例行賽事。

案例3 柔道選手

個案是曾在奧運獲得銅牌的柔道選手，因為膝蓋的韌帶損傷而動過手術，儘管術後膝蓋的靈活度與肌力均達到醫學上的正常標準，他卻很煩惱，總是覺得「哪裡怪怪的」。

個案關節與肌肉的檢查結果雖然確實沒有問題，可是他叉開雙腿使勁站著的時候，動過手術那條腿的大腿前側卻顯得十分緊繃，而本來應該施力的大腿後側反倒無法充分施力。

我請個案重新練習用大腿後側穩穩支撐身體的感覺，同時實施卸力訓練，消除這段時間在大腿前側與膝蓋周圍所產生的緊繃。我也請個案繼續維持在此之前所進行的強度訓練，並且徹底執行卸力訓練。

當個案能夠靠大腿後側叉開雙腿站著，他也重新找回「熟悉的感覺」，之後不僅在奧運再度獲得銅牌，更在世界柔道錦標賽以及柔道大滿貫賽事勇得金牌。

案例4 職業足球選手

個案以傲人的衝刺速度活躍於日甲聯賽，但有一段時期，大腿後側的肌肉一再拉傷。同一部位甚至拉傷了四次。

個案在此之前也特別留意大腿後肌的問題，為了防止肌肉拉傷，也做過強度訓練，無奈傷勢反反覆覆，只得前來求助。

由於個案在運動時上半身非常緊繃，根據我的判斷，他的上半身與腿部動作並不協調。

經過卸力訓練消除上半身緊繃後，肩胛骨與脊椎的動作獲得改善，進而提高與下半身的連動能力，往後再也沒有出現肌肉拉傷的情況。

案例5 職業棒球外野手

個案在職棒新人時期以驚人的速度大量盜壘，因此獲封「極速之星」。但是他經常受傷，從來沒有在不傷退的情況下撐完整個賽季。他因為不希望一再受傷而上門求助。是典型的「擅長施力，但不擅長卸力」。

個案的肌肉品質非常好，收縮能力也十分優良。但另一方面，他很不擅長卸力，我想問題可能出在即使他想試著卸力，卻仍然會感到緊繃，或者需要很長一段時間才能卸力。

個案在日常活動中也很難卸力，本身的柔軟度相當差。

我先徹底改善他的肩胛骨、脊椎以及髖關節的柔軟度，接著再請他進行卸力訓練。由於個案本身希望避免強度訓練，因此訓練內容著重在調整施力卸力的力道與時機。

儘管耗時良久，但是個案在引進訓練後第二年，柔軟度及卸力技術便大幅提升，不僅大顯身手，首次撐完整個賽季，也獲得安打王的頭銜。

訓練的目的是什麼？

對各位從事的運動來說，為什麼這些肌肉如此重要？當這些肌肉變得更強健，自己的動作會發生什麼樣的變化？

這是針對肌肉進行訓練時，特別重要的問題。

舉例來說，如果想要鍛鍊大腿後肌，就應該優先考量鍛鍊之後對於運動表現有何影響。

雖然談的是肌肉，但訓練本該以目的為導向，選擇何種方法乃是其次。

就這一點來說，**以提升運動表現為目的的訓練就不應該從「肌肉」著手，而是應該從比賽中可能出現的「動作」建構訓練內容**。

再新穎的訓練方法也一樣。「這是最新的」、「某某選手就是用這種方式成功的」、「強隊也是這樣訓練」，基於上述理由選擇訓練方法會有極大風險。

自己遇到的課題是什麼？其中的原因是什麼？訓練方法具有能夠解決問題的特點嗎？這些觀點是不可或缺的。

某些領域只有專家能做出判斷，這種時候依靠專家才是成功的捷徑。以這種方式定點觀察自己面臨的課題與訓練的特點，並且自行調整，是一項非常進階的技巧。然而，在找到解決辦法之前，光靠：

- **訓練＝健身之類的「強度訓練」**
- **預防身體不適或受傷的解決之道＝伸展或健身**

這兩種方式並不足夠，希望各位能了解這一點。

阻礙發揮良好運動表現的「模式化」本質

即便做了「各式各樣」的訓練，結果還是「同一種運動」。

如果你現在無法在運動中發揮良好運動表現，問題也許不在於缺乏肌力，而是因為「模式化」。

簡單來說，模式化就是動作上的習性。

- **站立時習慣用某隻腳撐著身體**
- **投球時總是用肩膀出力**
- **踢球時總是用腰部出力**

諸如此類。

光是站著就覺得腰部緊繃，即表示你有透過站立穩固腰部，並且保持平衡的動作模式。

這樣的說明方式可能會讓人覺得動作模式是種不好的習性，但當然也有好的動作模式存在。

頂尖運動員，尤其是不常受傷的選手，他們的動作模式從人體結構來看就有著極佳的效率。

前面提到，頂尖運動員會將卸力技術納入自己的動作模式，並且在無意識間運用自如。動作模式有好幾種，可以根據競賽特性擁有數種良好的模式，分別應用在不同的情況。

與此相反的選手，通常會有一套效率差且根深柢固的動作模式。

有固定模式的選手總是用腰部出力，使腰部變得緊繃。奔跑時、發揮力量時、投球時、踢球時，都是以相同方式繃緊腰部，僵硬地執行上述動作。

可想而知，訓練時腰部也是繃得緊緊的。

若是沒有考慮到固定化的動作模式，依舊進行「各式各樣」的訓練，實際上也只是在做「同一種訓練」。

總是腰部僵硬或肩頸痠痛的話，極有可能是動作模式愈來愈固定。

再者，固定化的動作模式不僅會成為提升運動表現的絆腳石，也可能成為受傷的一大隱憂。因此，必須盡快改掉固定化的動作模式，重新學習有效率的動作模式。

動作模式是一種平衡策略（反重力策略），指的是如何在重力環境中以雙足行走維持平衡。

它是依據個人的身體狀態，也就是哪裡最強、哪裡最弱、哪個部位最靈活、哪個部位最不靈活、哪裡最結實、哪裡最柔軟等先決條件，**再透過「這樣做就會**

很穩定」的經驗累積逐漸形成。

因此，動作模式深受長久以來的生活習慣所影響。反過來說，動作模式幾乎很少在幼兒時期就固定下來。

運動時的動作模式，也是以日常活動的模式為基礎，需要發揮強大力量或者快速揮動手臂時，它便是透過「如果我這樣做，就能將它做好」的反覆學習過程，形成一套模式。

舉例來說，如果試圖不動用腋下的前鋸肌就揮動手臂，肩膀（上斜方肌）就會因為代償而出力往上抬。

如果一再重複這種動作，就會在不知不覺間形成「肩膀出力的模式」。

換句話說，不論是日常的動作模式或運動時的動作模式，兩者都屬於平衡策略（反重力策略），也就是在重力環境下保持平衡的同時完成動作，所以容易造成第一章所提到的「身體緊繃」。

因此，**提升卸力技術有助於改善動作模式**。

我們當然不會天真地以為卸力技術有所提升，就能立刻改掉多年以來建立的動作模式。想要改善（消除與重新學習）動作模式，需要更專業的訓練。

話雖如此，卸力訓練就是效果絕佳的第一步。

體能教練／訓練師的重要性正在改變

近年來，我深深覺得外界對於體能領域指導者（體能教練／訓練師等）的要求正在改變。

一般而言，團隊體能教練（被稱為 S&C Coach 等各式各樣的名稱）的主要職責，是負責強化肌肉以及賽前的體能訓練。反過來說，與運動表現有關的問題，則是技術教練或技術總監的職責。有些團隊會明確劃分職責範圍，不允許涉足職責以外的領域。

但是像體能領域，尤其是團隊中的指導者，若是具備身體運作方面的知識，職責劃分的界線就會愈來愈模糊。

所謂的界線愈來愈模糊，是指體能教練從只要「增強肌力（大多是數字上的）」，變成要回應「我想採用這種打法，請你幫我擬出因應的訓練計畫」這類的選手要求；某種意義上，他們的職責與隊員的運動表現之間，從原本較不相干的位置逐漸拉近了距離，也更關乎團隊的勝利。

舉例來說，有些足球隊的總監建立團隊時，首先考慮的是體能教練，並因此成立「教練團」。當總監新聘至另一支球隊，「教練團」的所有教練也會跟著一起跳槽。

其中當然也包括技術教練，但

第一順位是體能教練。理由是總監在執行與規劃自己的戰術時，認為體能方面的能力對於競賽技術的影響相當大。

例如團隊想要採用高位壓迫戰術（足球的防守策略），若是無法快速減速，便無法有效執行戰術。一輛沒有煞車的車子，不可能開得更快吧？

在這種情況，體能領域的專家能改善的部分比技術教練更多。

當然，前提是專家必須了解競技動作與身體運作的機制，否則無法擬出有效改善並提升競技動作的訓練計畫。因為需要的不只是強化，更要進一步地改善動作。

技術教練再怎麼大喊「給我停下來！」如果身體做不到那樣的動作，也是無濟於事。

了解這種戰術結構的指導者，常會邀請我擔任教練。我當然不可能全部答應，但是會盡己所能給予協助。

第三章

開始「卸力訓練」

3

連動能力是提高卸力技術的關鍵

「卸力訓練」的目的是為了提高卸力技術，讓你比現在更能精準掌控施力與卸力，並使自己的身體隨心所欲地活動。

這也是我一再強調的重點。

包括卸力訓練在內，我的訓練指導主要是針對身體的連動能力。

其中最重視的是**肩胛骨—脊椎—骨盆及髖關節的「連動效率」**。

因為幾乎所有體能動作都與這三個部位息息相關。若是**想要發揮強大力量以及猛烈速度，結合這三個部位，最能有效執行動作**。

當然，我也會針對這三個部位分別進行訓練與伸展。但是這在卸力訓練中，不過只是提升全身連動能力的一項過程。

我為職業選手提供訓練指導時，通常也會從卸力訓練開始。

三大連動部位：脊椎、骨盆及髖關節、肩胛骨

這三個部位與運動表現息息相關，接下來再為各位詳細解說其中的重要性。

脊椎

脊椎的重要性在於**能在各種動作中連接肩胛骨與髖關節**（連動與傳遞力量），也在於它能**從下方支撐沉重的頭部**。脊椎上方約三分之二與肋骨相連，形狀如鳥籠（胸廓）。因此，脊椎的骨骼結構十分堅固。

另一方面，脊椎下方約三分之一並不是呈鳥籠形狀，而是僅由腰椎支撐的結構，並延續至骨盆。

從這個結構可得知，**僅由腰椎支撐的腰部本身就很不穩定。因為不穩定，腰部就會因為代償作用而容易緊繃，導致許多人因此腰痛**。

由於緊繃所引發的腰部問題，本來就是因為骨骼結構不穩定所造成，所以再怎麼按摩也不會有實質的改善。

腹橫肌、骨盆底肌等核心肌群必須在所有動作中發揮作用，才能補足腰部的不穩定。

脊椎及骨盆在運動表現中的功用不勝枚舉，其中最重要的是傳遞力量。即使投手為了投出快速球而鍛鍊下半身強化肌力，如果無法將力量有效傳遞至指尖，輸出的力量也不會太大。

此時**若是脊椎周圍的小肌肉變得緊繃，力量便無法順利傳遞**。

脊椎周圍從表層到深層都有大量的纖細肌肉附著，它們是支撐人體這種縱向結構的重要角色。另一方面，正是由於這些肌肉長久以來支撐著縱向結構，往往容易變得僵硬。

卸力訓練的重要關鍵，即在於如何消除脊椎周圍肌肉的緊繃。

骨盆及髖關節

髖關節的功能不僅影響運動，對於日常生活的各種動作也有深遠的影響。

髖關節在日常活動中有以下兩大功能：

①**確保腿部活動自如**，對於柔軟度有影響。

②與脊椎一樣，用來**支撐身體**。雖說是支撐，由於骨頭的形狀如球體，本來就很不穩定，其實不利於保持平衡。

因此，髖關節周圍有許多韌帶與大大小小的肌肉互相配合，維持穩定。

想必各位也明白，上述兩種功能互相矛盾。靈活度高的關節，不利於支撐；能穩固支撐的關節，不利於活動自如。所以一般來說，兩種功能會有優先次序，

脊椎、骨盆及髖關節、肩胛骨的構造

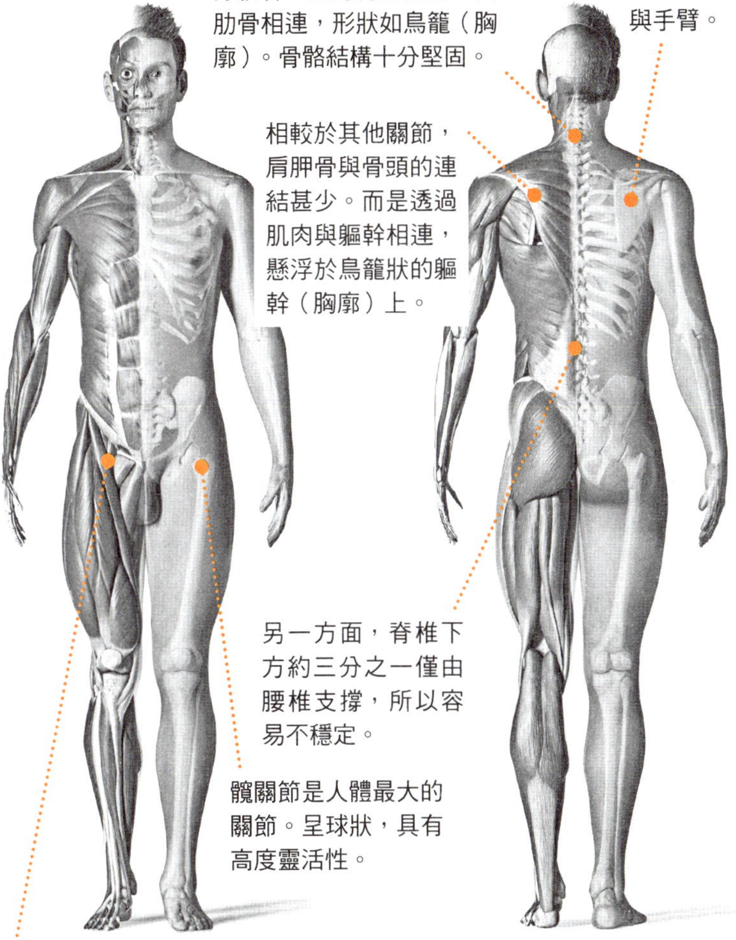
脊椎從頸部到腰部貫穿大部分軀幹。上方約三分之二與肋骨相連，形狀如鳥籠（胸廓）。骨骼結構十分堅固。
肩胛骨的作用在於連接軀幹與手臂。
因為靈活度高，不適合用來支撐，所以周圍有許多韌帶與肌肉互相配合，維持穩定。

©pixelchaos/PIXTA

而髖關節是以支撐身體為優先。基於這些原因，髖關節容易變得緊繃僵硬。

髖關節在運動中的功能，除了以上兩種以外，還有③傳遞力量也很重要。

如前面所舉的例子，我們再來探討投手將力量從下半身傳遞至指尖的情形，髖關節便與脊椎一樣，甚至是更容易流失力量的部位（因為髖關節具有高度靈活性，所以容易流失力量）。許多投手便因為髖關節的控制能力不佳，而影響連動能力。

此外，骨盆的活動不僅受到脊椎的影響，也受到髖關節的影響。

不僅是投手，任何運動員**想要發揮良好運動表現，髖關節的靈活度及穩定性，還有力量的傳遞，都需要達到高水準**。頂尖運動員的髖關節活動幅度大且靈活（靈活度），能承受來自地面的反作用力，並將它運用至全身（穩定性與力量的傳遞）。

基於上述理由，髖關節訓練不僅要強化，還需要增加柔軟度，並且透過提升卸力技術來改善力量的傳遞效率。

肩胛骨

令人大感意外的是，肩胛骨的重要性往往受到輕忽。肩胛骨在運動中的功能，主要是①確保手臂活動自如（靈活度），②輔助肩關節（減輕負擔），以及③力量的傳遞。

肩胛骨本身是靈活度相當高的部位。我們的手臂可以朝各個方向旋轉，至少可以轉向六個方向，執行複雜的混合動作。

關於②輔助肩關節，**肩膀與肩胛骨的動作若是不同步，會造成肩關節極大負擔**。肩關節之所以受損，理論上與肩胛骨的活動度變差有關。因此，「不改善肩胛骨的活動度，便無法改善肩膀損傷」。

至於③力量的傳遞，肩胛骨周圍的構造也很容易流失力量。但是另一方面，有許多競技比賽最終都要運用手部力量來發揮運動表現，例如棒球的投球與打擊、網球及高爾夫球。因此，是否能將下半身所產生的力量有效且完整地傳遞至手部，便是發揮良好運動表現的決勝關鍵。

前面提到的三個部位的共通點如下：

- **皆是透過連動能力發揮強大力量的重要關鍵**
- **同時也是傳遞力量時最容易流失力量的部位**

因此，這三個部位才是發揮運動表現的重要關鍵，不僅要強化，還必須提升連動能力以及力量的傳遞效率。其中最有效的方法便是卸力訓練。

三個部位的主要功能與常見狀況

	主要功能	常見狀況
脊椎	· 在各種動作中連接肩胛骨與髖關節（連動與傳遞力量） · 支撐身體，主要是頭部	· 腰椎不穩定 · 脊椎周圍有著大量的纖細肌肉，長期支撐縱向結構的人體，而容易變得僵硬
骨盆及髖關節	· 使腿部活動自如 · 將下半身的力量傳遞至上半身 · 支撐身體	· 球狀的髖關節本來就很不穩定 · 因為不穩定而容易流失力量，也難以控制
肩胛骨	· 使手臂活動自如 · 輔助肩關節（減輕負擔） · 將軀幹的力量傳遞至手臂	· 肩膀與肩胛骨的動作若是不同步，會造成肩關節極大負擔 · 肩關節活動度相當高，但也容易流失力量

以三個層級逐步提升「卸力」

如我一再強調的，卸力技術並不是純粹放鬆而已。

躺在床上卸力，與在運動期間卸力有很大的區別。開始卸力訓練之前，先來釐清純粹卸力與有助於運動表現的卸力有何不同。如左圖所示，卸力分為三個層級（狀態）。

第一級：純粹卸力

以穩定且平衡的姿勢卸力，例如躺在床上的狀態。不假設自己像比賽那樣從卸力狀態驟然活動，總之就是**讓全身緊繃的肌肉處在放鬆狀態**。

卸力的三個層級

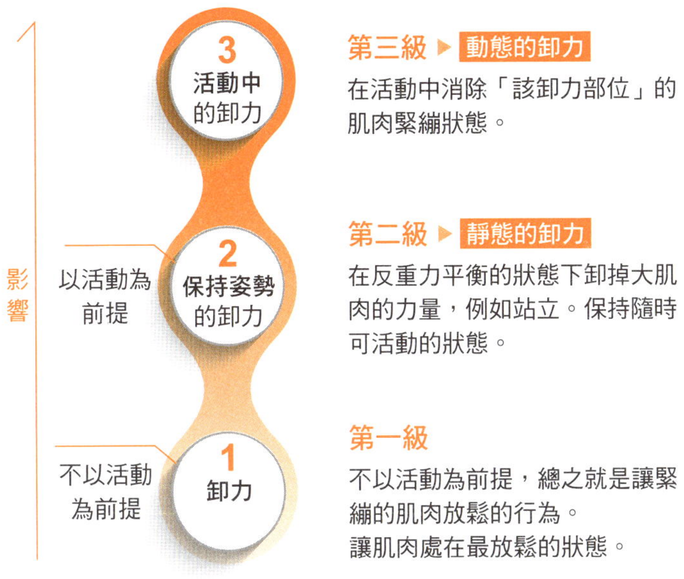
影響
3
活動中的卸力
2
保持姿勢的卸力
1
卸力
以活動為前提
不以活動為前提
第三級 ▶ 動態的卸力
在活動中消除「該卸力部位」的肌肉緊繃狀態。
第二級 ▶ 靜態的卸力
在反重力平衡的狀態下卸掉大肌肉的力量，例如站立。保持隨時可活動的狀態。
第一級
不以活動為前提，總之就是讓緊繃的肌肉放鬆的行為。
讓肌肉處在最放鬆的狀態。

第二級：保持姿勢的卸力

（靜態卸力）

在反重力平衡的狀態下卸力，例如站立等姿勢，同時保持隨時可活動的狀態。第二級指的便是以此為前提的卸力程度。

第三級：活動中的卸力

（動態卸力）

卸掉活動中「該卸力部位」的力量，例如行走中或競技動作等等。卸力訓練的目標便是第三個層級的狀態。

如同第二級與第三級的差別，根據動作所發揮的力量愈強大，卸力的難度就愈高。

這三個層級會從第一級影響到第三級。也就是說，**連平躺狀態下都無法卸力的人，不可能要求他能在站立狀態下卸力**。能在活動中卸力的人，肯定可以在純粹站立的狀態下卸力。

不要貿然以第三個層級的卸力程度為目標，而是要先了解自己的卸力程度在哪一級。提升卸力技術的關鍵，在於徹底練好下一級的卸力，也就是「目前對自己來說有點難的卸力」。

※本書所介紹的卸力訓練經過篩選，比我指導職業選手時所設定的內容更簡易。活動中的卸力技術，尤其是與競技動作有關的卸力訓練，需要根據競賽項目進行個別指導，在此略過不予介紹。如有興趣，請務必考慮直接接受指導。

「卸力訓練」的四個階段

卸力訓練分為以下四個階段進行。

預備階段：提升腹內壓與刺激需要卸力的部位（做好準備狀態）

階段一：伸展系列（穩定狀態的卸力練習）

階段二：搖擺系列（施力與卸力的切換練習）

階段三：下墜系列（藉由快速卸力練習使用重力）

如前面所提到的卸力的三個層級，卸力是有分難易程度的。尤其是第三級，競技動作中的放鬆，也就是「活動中的卸力」。如果比賽時有壓力，卸力的難度會更高。

即便教練在比賽中不斷大喊：「放鬆一點！」平時沒有練習卸力技術的選手，也不可能一下子做到高難度的卸力。

因此，我非常希望這樣的選手最後能達到第三個層級。

想要做到這一點，**請務必按部就班，從最簡單的預備階段反覆練起**。

認為自己已達到第二級以上的人，也請務必從預備階段做起。

卸力技術並沒有所謂「達到某個程度就很完美」的終極目標。這也不是它的本質。

即使訓練內容很簡單，也不可以輕忽，請抱著輕鬆的心情認真訓練。不論是預備階段或階段一，實踐的過程中一定會有新的體悟。

若是有人認為訓練內容實在太簡單，不妨想像一下，「柔軟度絕佳的頂尖運動員在做這些訓練時，動作看起來會是什麼樣子呢？」他們的動作水準，會跟覺得太簡單所以「明天就懶得做」的你一樣嗎？

預備階段

提升腹內壓與刺激需要施力的部位（做好準備狀態）

預備階段是練習卸力之前的準備階段。

這個階段主要是①**提升腹內壓的訓練，與②刺激需要施力的部位，使其更容易運作**。

在平躺狀態下卸力看似最簡單，但是對於已養成容易緊繃的動作模式的人來說，也許會有難度。不妨慢慢練習，不要心急。

首先為各位說明①提升腹內壓的訓練。

前面說過，造成緊繃的最大因素是「不穩定」。腰部是最常見的緊繃部位，尤其是在站立或活動時最容易緊繃，甚至平躺時也很難消除緊繃的狀態。

如本章前半部所說，讓腰部緊繃的動作模式是由於骨骼不穩定所致。

想要擺脫這種動作模式，便需要穩定腹部周圍。因此，**解決辦法並不是用腹肌強化腹部，而是利用由內而外支撐腹部的功能**。

所以我的訓練重點在於腹內壓。

腹內壓指的是由內而外支撐軀幹（主要是腹部周圍）的力量，利用腹內壓可補足腰部的不穩定。這與氣球充氣後仍能保持形狀的原理相同。

若能提升腹內壓，就沒有必要將腹部表面的肌肉練成硬邦邦的「六塊肌」。能在不緊繃的情況下發揮強大的穩定性並且活動自如，就是頂尖運動員所具備的「強健軀幹」。

此外，腹內壓一旦提升，不僅能消除腰部的緊繃，也能調整好肩部與膝蓋等各個部位，進入卸力訓練的「準備狀態」。

進行提升腹內壓的訓練時，會採用「腰腹呼吸」，讓腹部與腰部均勻膨脹（第一一四頁）。

訓練的重點在於**讓腰部膨脹**。並不是像一般的腹式呼吸那樣只膨脹腹部，請盡量控制腰部與腹部，讓這兩處均勻膨脹。這會使整個腹部平均受壓，達到穩定腰椎（腹部周圍）的效果。

即使是在平躺狀態下進行訓練，只要讓身體習慣成自然，便能在實際的運動中運用腹內壓。

話雖如此，進行腹內壓訓練時，肩部與腰部若是緊繃，就會白費力氣。這一點必須留意。

再者，預備階段後半部會進入②刺激需要施力的部位，使其更容易運作的訓練。除了腹內壓以外，讓需要施力的部位確實運作，更有助於達到「提升卸力技術的準備狀態」。

如我多次所提，身體緊繃的特點是即使努力放鬆也效果不彰。既然這是卸力方面的訓練，請務必好好調整，以便進入準備狀態。

階段一

伸展系列（穩定狀態的卸力練習）

階段一的訓練會採用伸展動作。請確實完成預備階段，再進入此一階段。

顧名思義，伸展便是拉伸肌肉，一般是藉此增加柔軟度，但在卸力訓練中，伸展的「目的」則略有不同。

卸力訓練中的伸展**並不是為了擴展可動範圍，而是為了練習卸力的感覺**。至於可動範圍，則是「最終」有改善就好。

透過各項伸展動作讓肌肉充分伸展之後，請感受一下肌肉經過卸力得以放鬆、伸展的感覺。

這項訓練的目的不在於伸展，而是「卸力」。

請想像一下成功解開糾纏的繩子時，如釋重負的感覺。訓練若是見效，可動範圍會愈來愈廣。

此時若是腹內壓不足，便無法產生如釋重負的感覺。如果找不到這種感覺，不妨在做伸展動作時，嘗試預備階段的腰腹呼吸。

接下來，除了想要伸展的肌肉以外，也請試著找找其他部位是否緊繃。

請輕輕活動沒有伸展到的部位，想必能發現其他部位也有緊繃的情形。

若是找到了，進行腰腹呼吸的同時再來消除該處的緊繃。

一旦有了感覺，立刻卸力。

反覆這段過程，最後一定會發現：「我只是想伸展肌肉而已，沒想到竟然這麼緊繃啊。」

根據我的經驗，只要找到「卸力的感覺」，就會比一般的伸展方法更快速且更安全地提升柔軟度。

- **每天做伸展運動，卻不覺得柔軟度有變好**
- **不覺得運動表現有改善**
- **曾因為伸展運動拉傷身體**

有上述經歷的人不妨試試本書的方法。

階段二

搖擺系列（施力與卸力的切換練習）

階段二所做的訓練是搖擺身體。

想要流暢地搖擺身體，便需要**在瞬間連續切換身體的用力（施力）↕放鬆（卸力）**。卸力就是影響運動表現的轉捩點。

階段一的訓練是以靜態的方式伸展肌肉，並在保持姿勢的同時卸力。因為動作比較少，做起來比較輕鬆，所需的卸力技術也很簡單。但是階段二所要求的卸力技術，就稍微複雜一點。

當你卸了力，必須在下一瞬間立刻施力，並且在施力之後馬上卸力。「搖擺」運動便需要連續切換施力與卸力。

如果無法順利切換施力與卸力，就會因為沒有調整好節奏，而在做動作時出現重心不穩、緊繃或大幅度搖晃等情形。

例如第二章所介紹的梅西與山本由伸，許多競技動作都是一再重複瞬間施力再迅速卸力的過程。這種切換能力便是靈活動作的基礎。

動作僵硬且有固定模式的選手，大多是該卸力時無法卸力，所以總是在緊繃的情況下活動。

本書所介紹的階段二搖擺系列訓練，選用了比較容易的搖擺動作，請務必認真練習。

階段三

下墜系列（藉由快速卸力練習使用重力）

階段三所做的訓練是為了掌握下墜的感覺，並且巧妙地運用它。

想要善用下墜技巧，比起搖擺，更需要快速且深層的卸力。

第二章的解說提到，頂尖運動員的身體操作模式，一定少不了大大小小的下墜技巧。**若能夠靈活應用下墜技巧，就能一舉邁向展現良好運動表現的境地**。

用最淺顯的例子聯想下墜的感覺，就像一不留神膝蓋被人頂了一下而腿軟、差點要跌倒的感覺。

想想這也是理所當然，當你正保持站姿或競賽姿勢抵抗重力時突然卸力，失去支撐的身體就會受到重力影響而下墜，也就是加速墜落地面。

將重力應用在運動表現上，便是**利用此種「不必施力也能加速」的機制，來觸發動作**。

大家是否認為，想要發揮強大力量時，一定要使勁才能動起來？不過，前面談到「力感」（第五二頁）時也解說過，頂尖運動員在發揮力量時「才會」卸力。大多數人則是相反。認為想要發揮強大力量就一定要使勁，所以很容易在這個時候變得緊繃。

「想要動作敏捷，更需要卸力。」

選手們如此描述。可以說，這就是利用卸力所產生的下墜技巧。事實上，他們所做的動作就是在瞬間下墜而已。

藉由快速卸力而下墜（將位能轉化為動能），便能在中途改變施力的方向，轉換為向前或左右等平面運動。例如像梅西那樣身手敏捷、令人難以捉摸的選手，便是非常擅長改變運動方向。

想必各位已經明白，卸力的速度若是不夠，便無法達到下墜的效果。換句話說，只有快速且深層的卸力，才能動用下墜技巧。能否運用下墜技巧，對於運動表現有極大影響。

接下來，讓我們從下一頁的預備階段開始卸力的基礎訓練（階段二與階段三的卸力訓練內容會在第四章解說）。

預備階段

增加腹內壓，調整好卸力的準備狀態。

腰腹呼吸

1 將手指放在肚臍下方，慢慢往下深壓。

用鼻子呼氣，讓腰部與腹部慢慢膨脹，
將手指按壓的力道頂上去。
腰腹若是順利膨脹，
也會有往地板推壓的感覺。

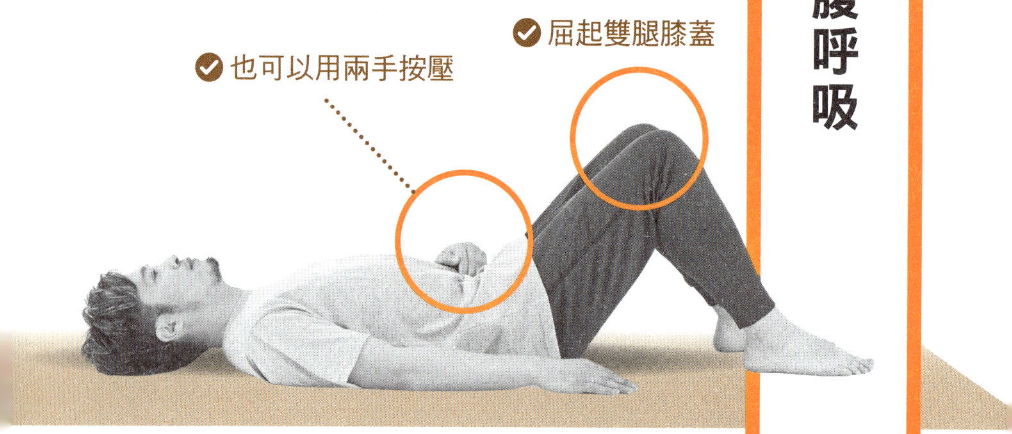

讓腰部與腹部膨脹，進行「腰腹呼吸」增加腹內壓。採用這種呼吸方式時，最重要的是肚臍下方，這裡也是容易僵化、難以施加壓力之處。

因此，用手指按壓肚臍下方，不僅較能掌握腹部膨脹的感覺，同時也有助於活化肚臍下方，並且增加腹內壓。

確實活化肚臍下方之後，便

由此觀看影片

2 讓腰部與腹部保持膨脹，並發出聲音。

保持步驟 1 的狀態。此時，不要捏緊喉嚨似地發出聲音，而是像腹部震動似地從腹部慢慢發出聲音。

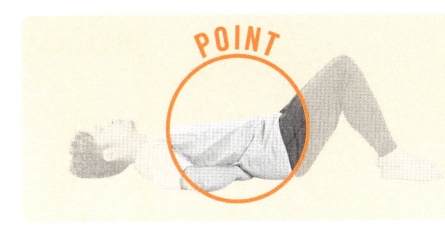

腰部與腹部難以同時膨脹的話，可將手墊在腰部下方，或是在腰部下方墊毛巾，比較容易掌握感覺。

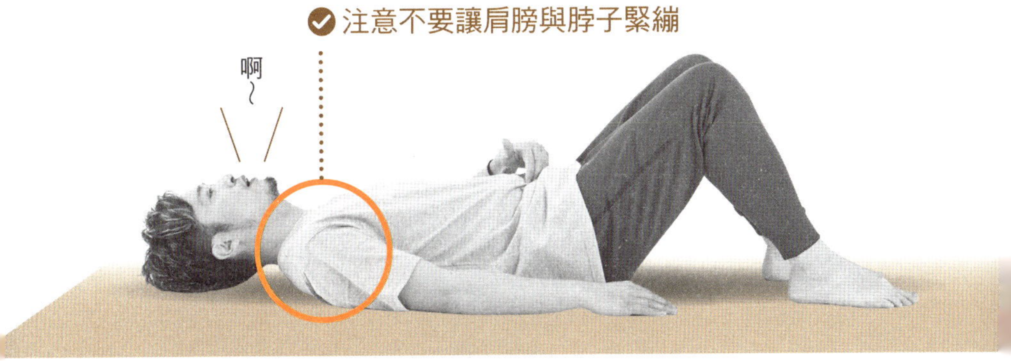

注意事項

- 不要讓胸部膨脹，而是讓腰部與腹部膨脹。（腰腹呼吸）
- 發出聲音期間，腹部與腰部也要保持膨脹。

能加以控制，讓腰部的膨脹幅度大於腹部。

刺激腋下後側

由此觀看影片

1 按壓腋下後側的凹陷處。

按壓的力道要大到手指移開時
仍有被按壓的感覺。
（不要用力到會痛的程度）

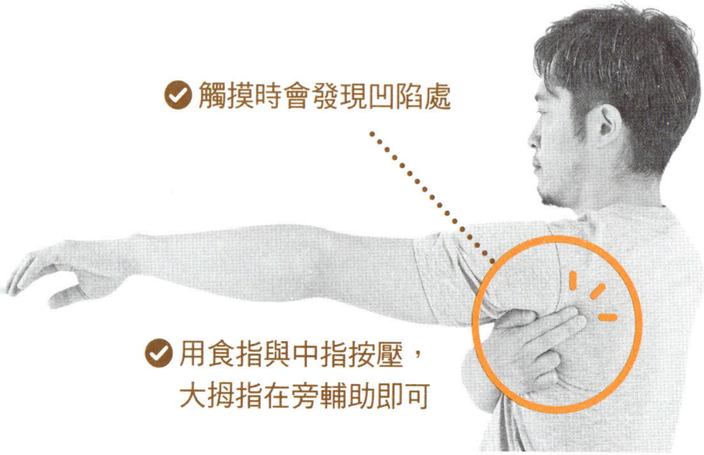

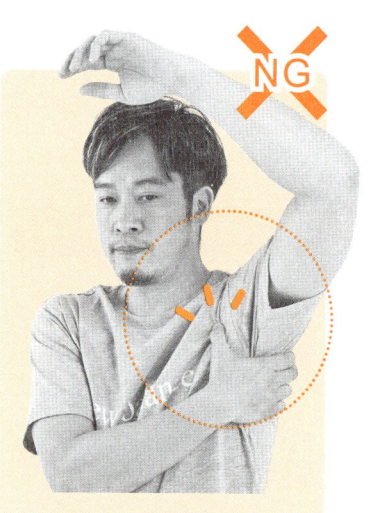

不要將大拇指放在身體前方抓住整個腋窩。

腋下後側在肩胛骨周圍屬於「該施力的部位」。活化此處肌肉可卸掉肩胛骨周圍的緊繃，提升動作的靈活度與力量的傳遞效率。

2 手臂大幅度往後和往前繞圈。

兩隻手臂輪流進行，
一隻手繞完後再換另一隻手。

CHECK!

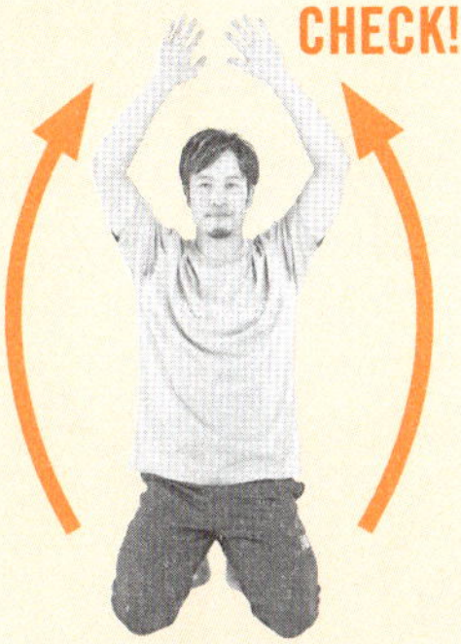

抬起雙臂

確認手臂可以抬得多高、是否能活動自如。

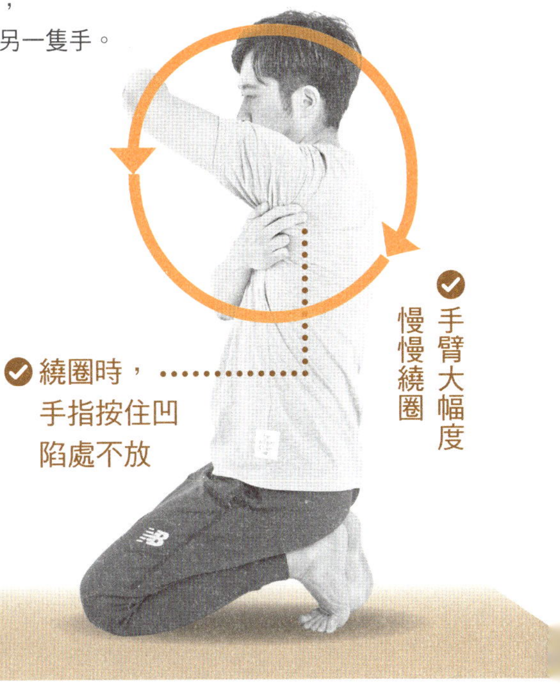

繞圈時，手指按住凹陷處不放
手臂大幅度慢慢繞圈

注意事項

- 情況若是比刺激之前有改善，即表示做得很好。
- 一次只繞一隻手，左右兩側相比時更容易看出變化。

連接軀幹、肩胛骨、手臂等多處的肌肉，都匯集在腋下後側的凹陷處。按壓凹陷處的同時手臂繞圈，可抑制不想使用的肌肉活動，只讓該施力的部位活動得更順暢。

預備階段

強化上半身與下半身的連動能力

控制心窩

1

在仰躺狀態下，按壓心窩。

以手指慢慢按壓。
肩部與腹部絕對不可緊繃著。

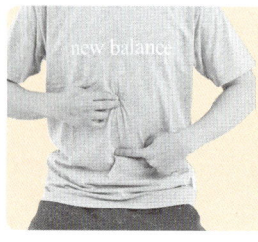

POINT
心窩在肚臍上方四根手指寬的位置。

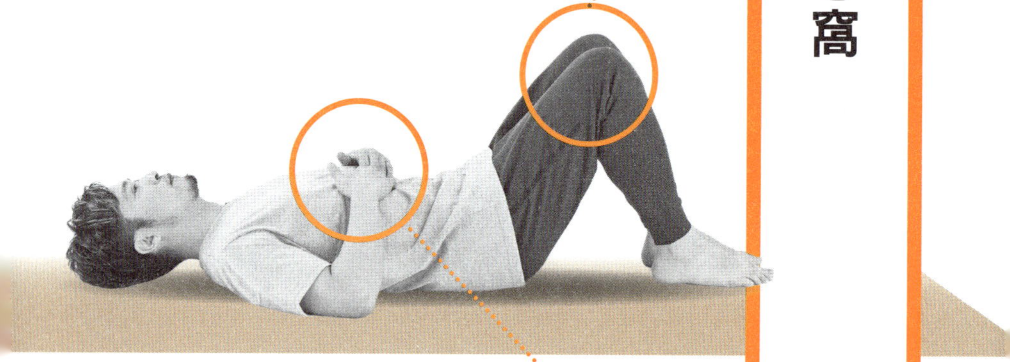

屈起雙腿膝蓋

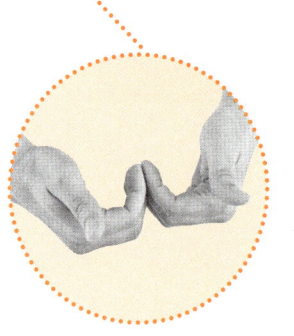

手指彎曲如上圖。以指尖按壓

心窩是唯一直接連接脊椎與大腿骨的肌肉＝腰大肌的起始處。腰大肌是在上下半身的連動以及力量的傳遞之間，扮演重要角色的關鍵肌肉。提升卸力技術

由此觀看影片

2 保持步驟 1 的狀態，左右扭轉下半身。

重點不在於扭轉腰部，而是從心窩處開始慢慢扭轉。
控制身體，讓心窩有扭轉的感覺。
手指在按壓時容易鬆掉力氣，注意不要按壓得太淺。

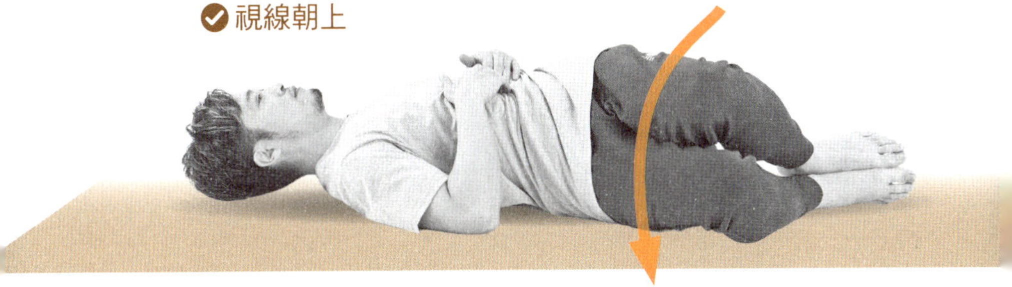

的基本條件，就是將這塊在人體中也十分龐大的肌肉，活化成容易運作的狀態。用手指按壓心窩的同時扭轉脊椎，可幫助該施力的心窩部位發揮功能。

注意事項

- 不要扭轉腰部，而是從心窩處扭轉。
- 腰部緊繃的話，再做一次腰腹呼吸。

預備階段

強化軀幹與腿部的連動能力

刺激大腿後側

1 單腳往前踏出一步，按壓鼠蹊部。

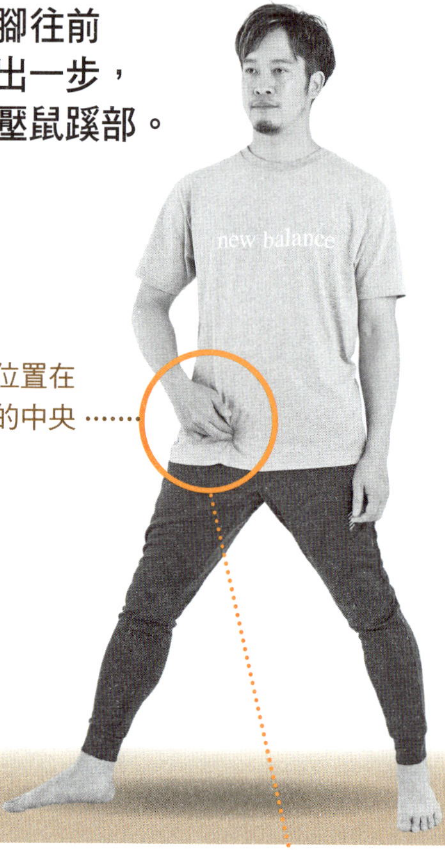

鼠蹊部的位置在比基尼線的中央

POINT

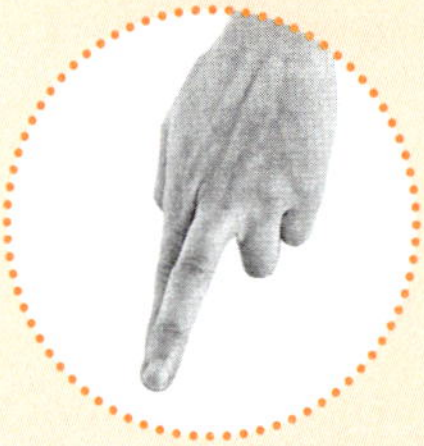

食指與中指交叉，用指尖按壓。

步驟2用拳頭敲打鼠蹊部，便是利用肌肉的特性，「在伸展的狀態下敲打肌肉，更容易施力」。

訓練時請控制好上半身與髖關節，確保大腿後側的上半部處

由此觀看影片

2 伸展大腿後側的上半部並用拳頭敲打。

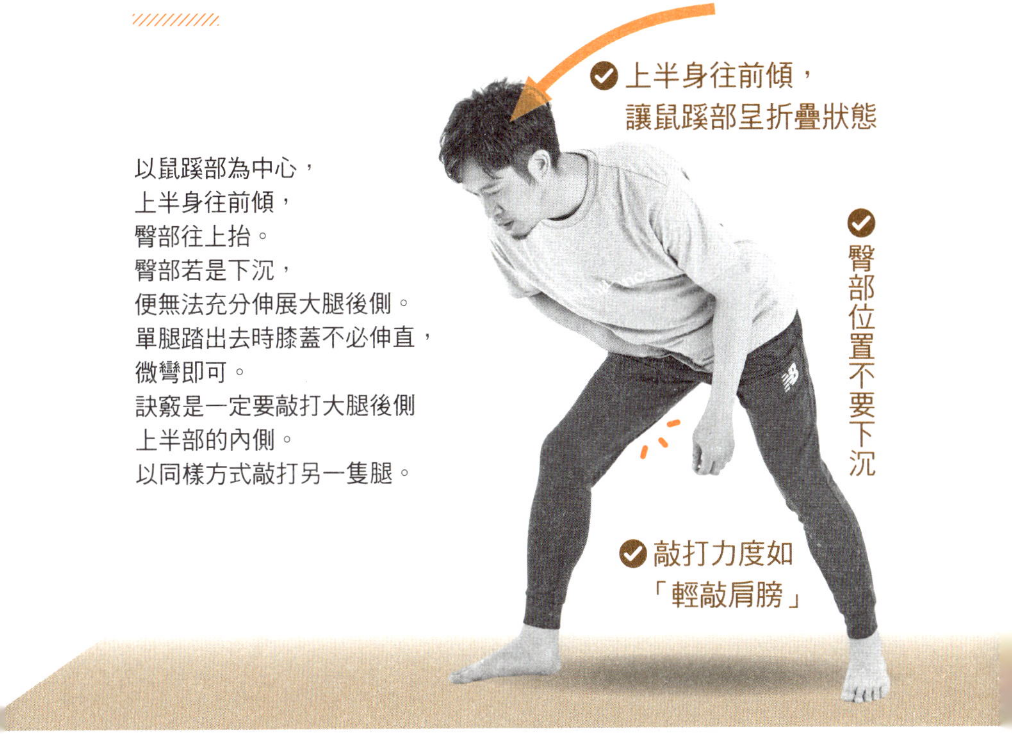
上半身往前傾，
讓鼠蹊部呈折疊狀態
臀部位置不要下沉
敲打力度如
「輕敲肩膀」

以鼠蹊部為中心，
上半身往前傾，
臀部往上抬。
臀部若是下沉，
便無法充分伸展大腿後側。
單腿踏出去時膝蓋不必伸直，
微彎即可。
訣竅是一定要敲打大腿後側
上半部的內側。
以同樣方式敲打另一隻腿。

在伸展狀態。大腿後側若能充分施力，原本不該施力的大腿前側以及腰部的緊繃狀態，也較容易消除。

注意事項

- **臀部位置不要下沉。（要有往上抬的感覺）**
- **腰部不要緊繃，臀部往上抬。（上半身若是在鼠蹊部位置正確彎曲，骨盆就會往前傾，臀部因此往上抬＝充分伸展大腿後側上半部）**

階段一

掌握脊椎與髖關節
卸力的感覺

巨蜥式伸展

1 雙肘貼地趴著，抬起單側膝蓋。

腳掌盡量往前擺。
伸直的腿不要踮起腳趾。
腳趾踮起來容易使腿緊繃。

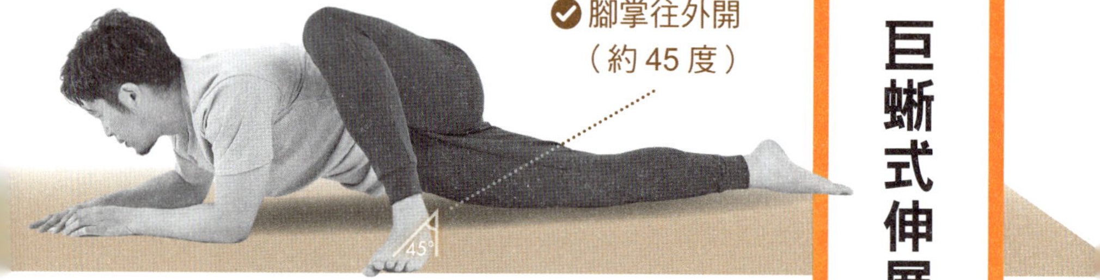

腳掌往外開
（約 45 度）
45°

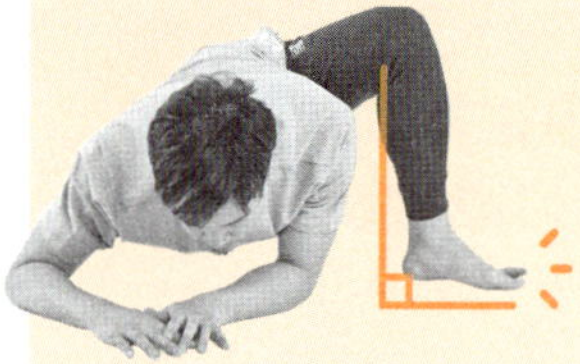

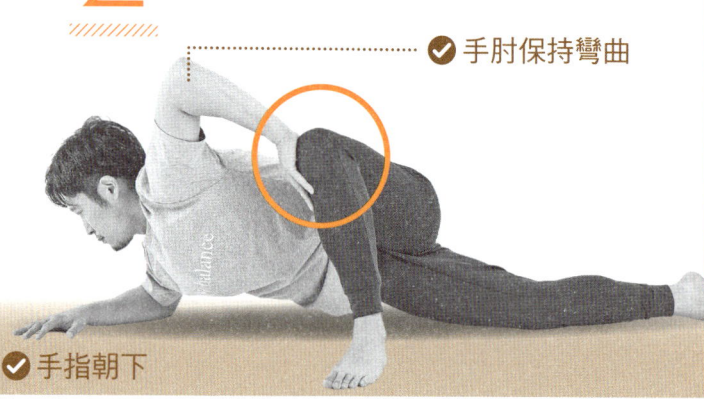

POINT

調整腳掌的位置，讓膝蓋下方（脛骨）與地板垂直。腳趾可以活動即可。

2 將手放在抬起來的膝蓋內側。

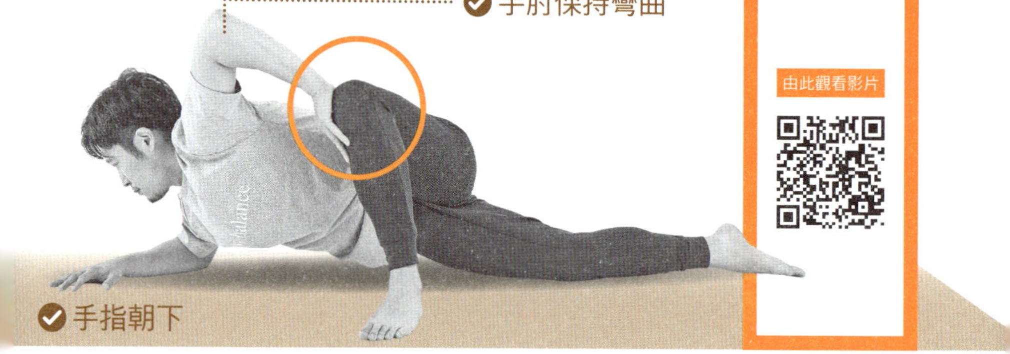

手肘保持彎曲
手指朝下

由此觀看影片

3 保持步驟 2 的狀態，肩膀貼近地板，將上半身朝反方向扭轉。

保持步驟 2 的狀態，將手肘慢慢伸直，胸部與臉部朝右並扭轉軀幹。反覆深呼吸（腰腹呼吸），盡量卸力。基本上深呼吸三次左右即可換另一側，以同樣方式左右交換進行。

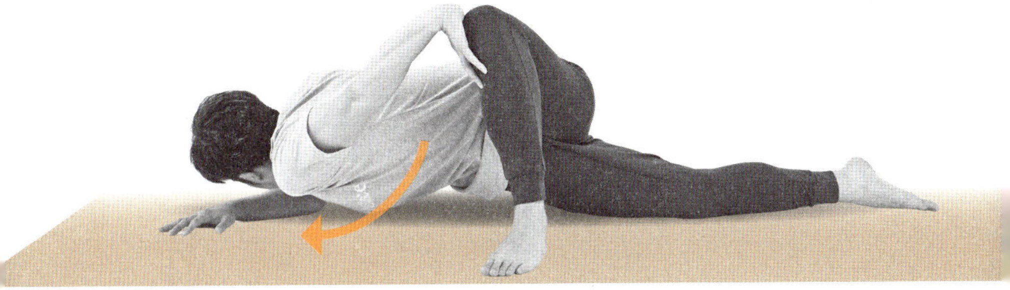

巨蜥式伸展是一種十分方便的伸展方式，可同時伸展肩胛骨、脊椎、髖關節周圍的肌肉。

這種伸展姿勢有些複雜，在習慣之前，整個身體容易變得緊繃，因此練習時請小心。除了留意伸展部位的感受以外，也要尋找其他緊繃的部位並將其卸力。提升卸力技術的訣竅，便是維持姿勢到自己撐不住為止。

注意事項

▼進行步驟 3 時不要勉強將手肘伸直，以盡量讓肩膀貼近地板為優先。

▼若能順利卸力，整個身體會下沉，肚臍會貼近地板。

階段一

掌握臀大肌與髖關節卸力的感覺

臀大肌伸展

1 坐在地板上，右腳往前伸，左腳往後伸。

伸展前先輕輕按摩欲伸展的臀大肌（臀部的肌肉）、大腿後側與腰部，更容易控制卸力的程度。

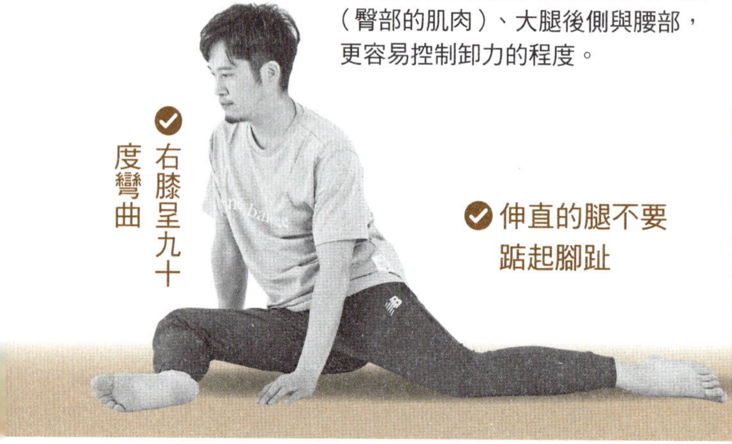

右膝呈九十度彎曲
伸直的腿不要踮起腳趾

2 保持步驟 1 的狀態，上半身往前傾。

右腳往前伸時，重點在於用左手掌壓住右腳底。可幫助穩定身體，更容易卸力。

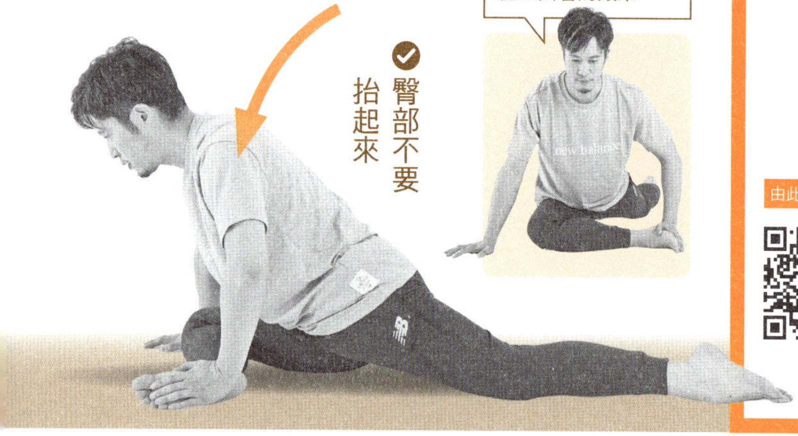

臀部不要抬起來

從正面看的效果……

由此觀看影片

3 進行腰腹呼吸，在呼氣的同時將上半身往下壓。

將上半身往下壓，直到壓不下去為止。
接著保持姿勢，以腰腹呼吸進行卸力。
有了卸力的感覺後，可抬起上半身，再重複同樣的動作。
另一隻腳以同樣方式進行。

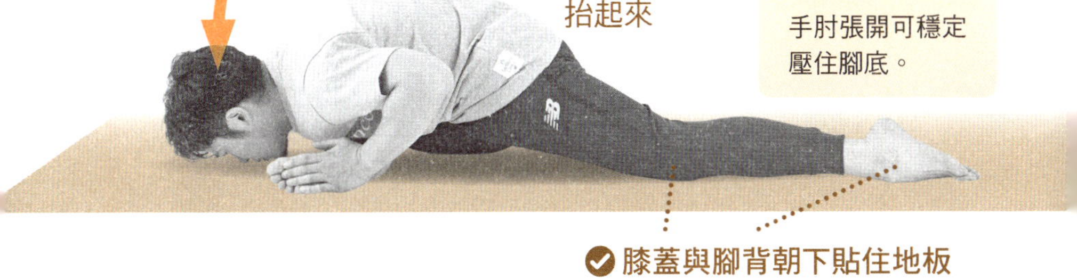
胸部中心往小腿前傾
臀部不要抬起來
膝蓋與腳背朝下貼住地板

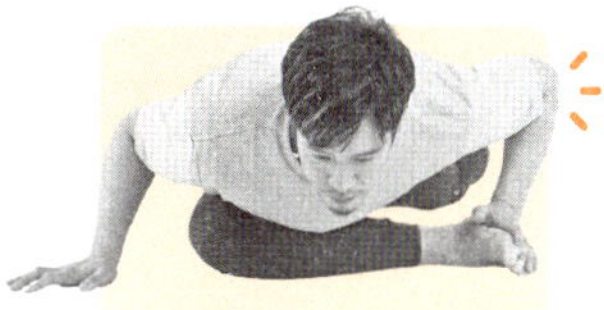

手肘張開可穩定壓住腳底。

這是分階段針對臀部與腰部的卸力方法。臀大肌（臀部的肌肉）也是沒有悉心照料便容易緊繃僵硬，陷入「無用武之地」的重要部位。在此請特別留意，要以腰腹呼吸讓腰部膨脹。

由於臀大肌包覆整個臀部，建議往多個方向伸展。步驟 2 與步驟 3 將胸部中心往小腿中央前傾，但是往①膝蓋外側、②膝蓋以及③腳後跟前傾，同樣有效果。

注意事項

▼若能順利卸力，會感覺到上半身的重量壓在前方的腿上。

▼臀部不要抬起來。（會很難卸力）

階段一

掌握背部卸力感

毛毛蟲混合式伸展

1 在仰躺狀態下，抬起膝蓋。

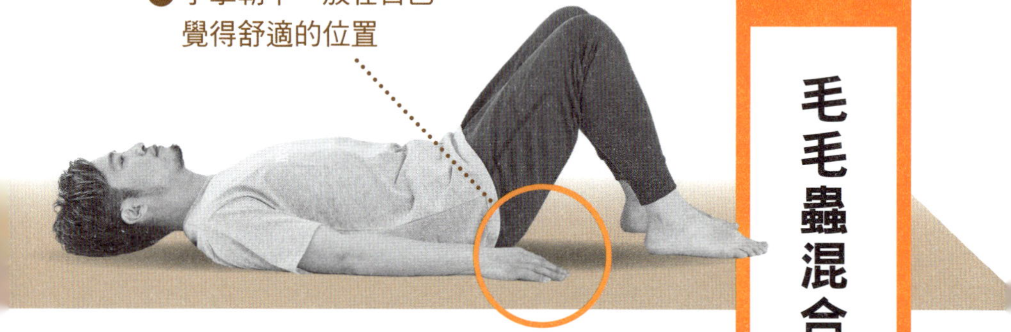

✔ 手掌朝下，放在自己覺得舒適的位置

2 雙腿高舉過頭，腳尖碰到地板。

腳尖不要擺在頭部正上方，而是斜往左側著地。保持姿勢，進行腰腹呼吸讓空氣進入背部與胸部，呼氣的同時讓背部與頸部卸力。肩部容易緊繃，請務必小心。

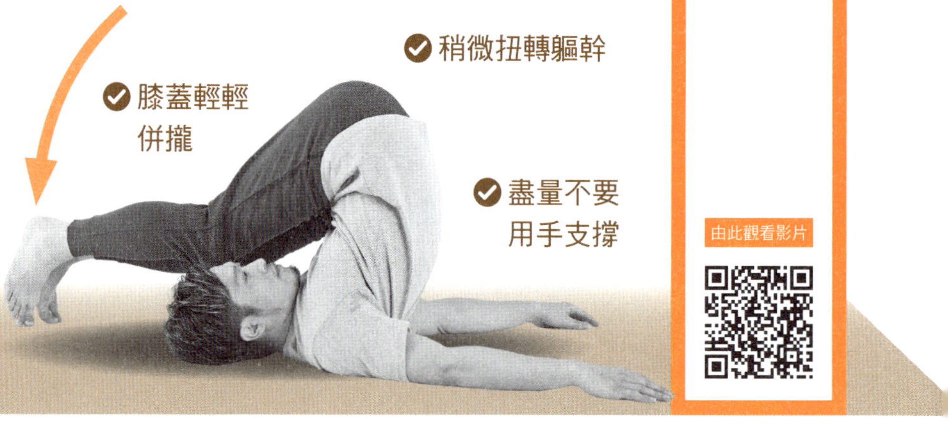

✔ 稍微扭轉軀幹

✔ 膝蓋輕輕併攏

✔ 盡量不要用手支撐

由此觀看影片

3 從步驟 2 的狀態，讓外側的膝蓋碰到地板，使軀幹更彎曲。

若是覺得膝蓋很難碰到地板，請不要勉強進行。
回到原本的姿勢，這次將腳尖斜往頭部右側的地板並著地。
左右交替互換動作，讓膝蓋慢慢碰觸地板。

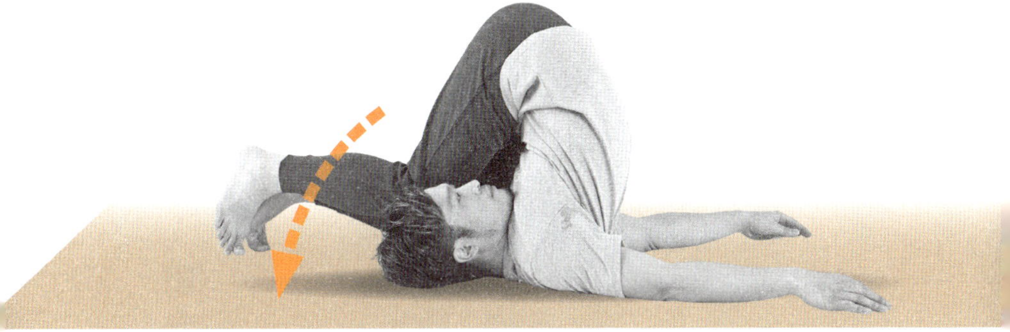

當軀幹上半部因為一再緊繃而變得容易僵硬，可以透過這種伸展方式掌握卸力的感覺。背部有各種不同角度的肌肉，採取扭轉的姿勢會更容易伸展。

卸力時請務必進行深度的腰腹呼吸，同時也要讓空氣充分進入胸部及背部。要將高舉的腿回復原位時，請控制好力道，讓脊椎的骨頭逐一接觸地面。

注意事項

- 若能順利卸力，會感覺到體重落在膝蓋與腳尖上。
- 這種姿勢比其他伸展方式更容易感到窒息，請務必小心。

階段一

掌握髖關節與臀大肌外側卸力的感覺

牛頭式伸展

由此觀看影片

1 手腳貼著地板，膝蓋交叉。

擺好膝蓋的位置，
前腿的膝蓋要疊在後腿的膝蓋上方。

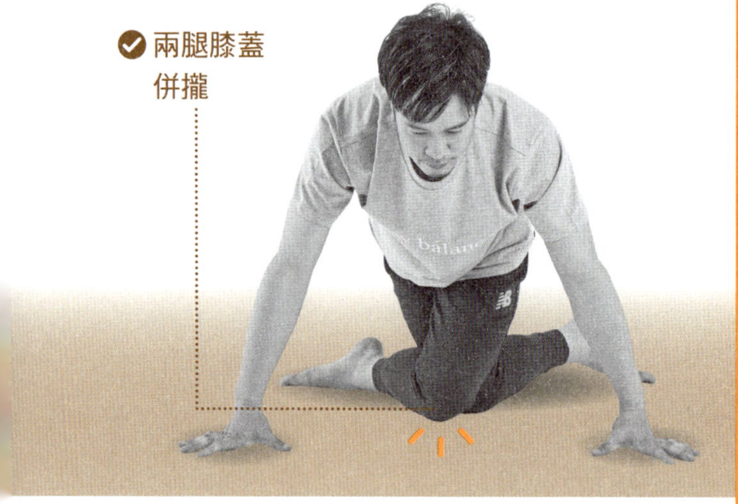

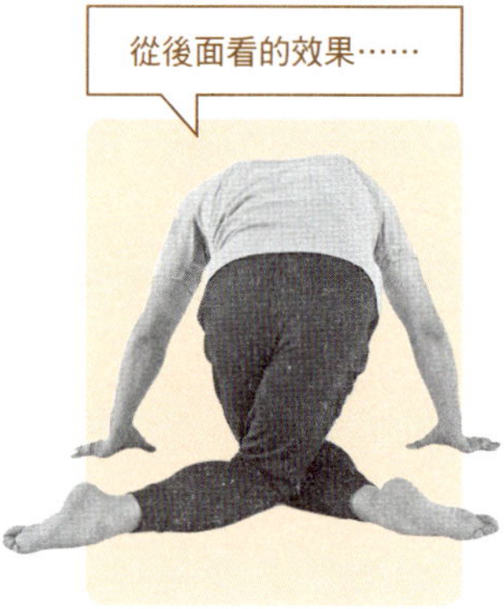

牛頭式伸展是透過兩腿膝蓋併攏的姿勢，將髖關節往內側彎曲（髖關節內轉），達到伸展臀部外側的效果。臀部肌肉中，外側（包括大腿外側）是最容易緊繃僵硬，也最難卸力

2 從步驟 1 的姿勢，將臀部往下壓。

手的位置維持不動，上半身慢慢往前傾。如果腿部滑動，可用手壓住。慢慢將臀部往下壓時，可隨時留意臀部與腰部卸力的感覺。當臀部肌肉伸展到快撐不住時，請保持這個姿勢以腰腹呼吸卸力。最重要的是想像繩子解開時的如釋重負之感。

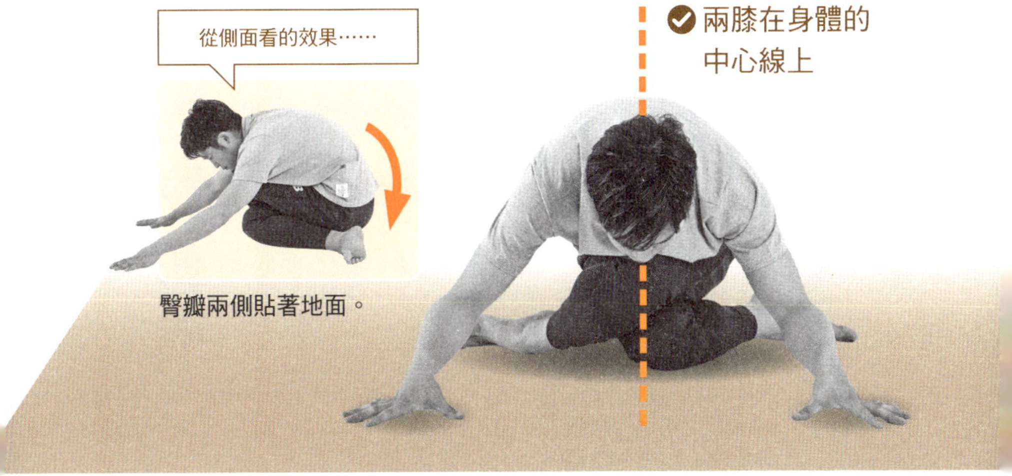

從側面看的效果……
臀瓣兩側貼著地面。
兩膝在身體的中心線上

注意事項

- 伸展時，要將臀瓣兩側貼著地面。
- 膝蓋併攏，才能充分伸展臀部肌肉。
- 若能順利卸力，會覺得上半身的重量落在膝蓋上。

的部位。

髖關節內轉是競技中常見的動作，但是不少職業選手也不擅長。掌握了卸力的感覺後，輕輕按摩臀部外側也有促進卸力的效果。

階段一

掌握大腿股四頭肌的卸力感覺

大腿前側伸展

1 坐在地板上，按摩放鬆腳拇趾與第二趾。

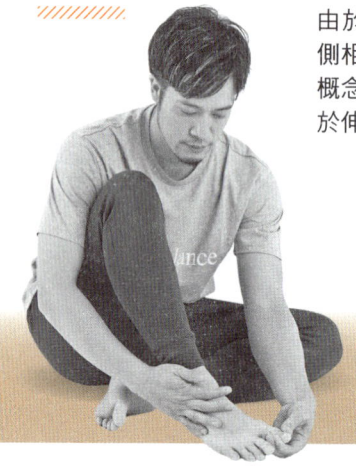

由於腳拇趾與第二趾和大腿前側相連（東洋醫學中的「經絡」概念），按摩放鬆這兩處，有助於伸展大腿前側的肌肉。

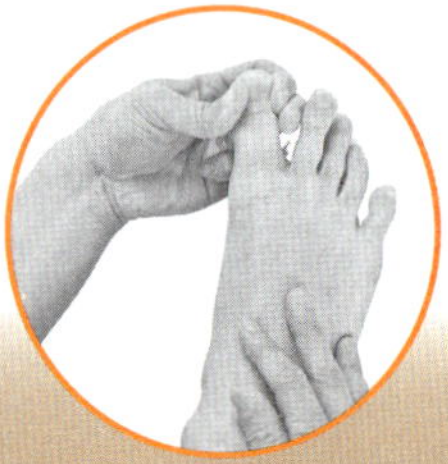

按摩放鬆腳拇趾與第二趾的趾甲兩側。

2 將腿伸直，按摩髕骨。

訣竅是用雙手拇指輕輕按壓，連皮膚一起慢慢放鬆。

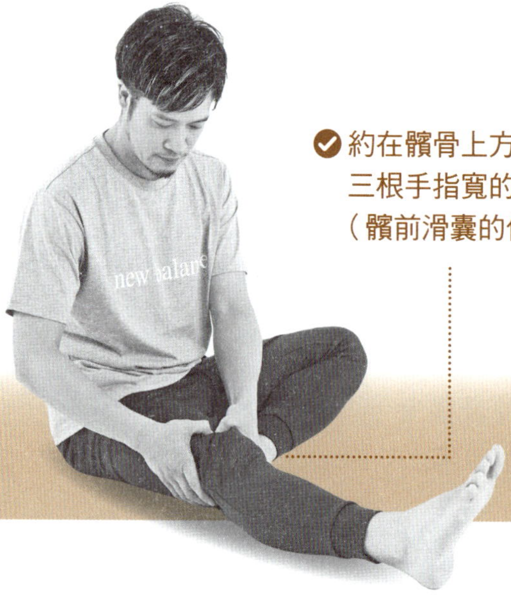

約在髕骨上方三根手指寬的位置（髕前滑囊的位置）

由此觀看影片

3 與步驟 2 同側的膝蓋彎曲，上半身往後躺。

大腿前側保持充分伸展的狀態，
以腰腹呼吸將大腿前側卸力。
另一側也以同樣方式進行。

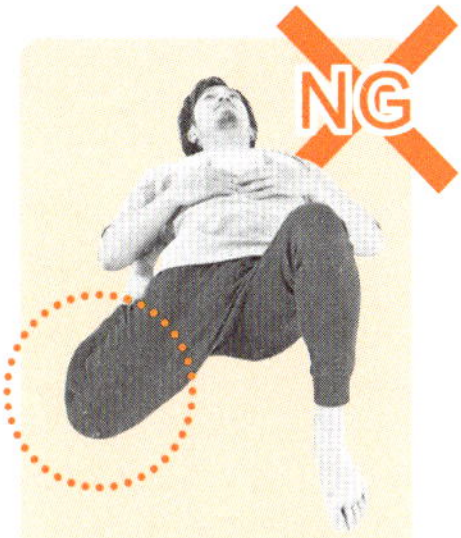
NG

膝蓋打直，
不要往外張開。

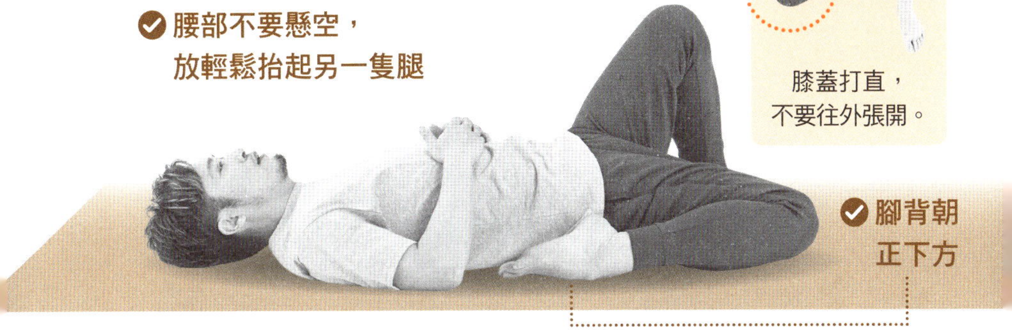
腰部不要懸空，
放輕鬆抬起另一隻腿
腳背朝
正下方

※ 做完步驟 3 之後，回到步驟 1 與步驟 2，接著再做步驟 3。上半身應該會比前一次往後躺得更沉，也更輕鬆。

大腿股四頭肌是下半身最容易緊繃的部位，這種伸展方式可促進卸力。這是一塊從骨盆、髖關節延伸至膝蓋、脛骨的巨大肌肉，如果沒有控制好髖關節與大腿後側，大腿股四頭肌就會立刻有反應。應該有不少人覺得這個部位很緊繃，就算強迫自己伸展也感受不到卸力的感覺。請務必在伸展到一定程度後，一邊進行腰腹呼吸，一邊卸力。堅持一段時間後再來伸展膝蓋，接著繼續伸展大腿前側，效果會更顯著。

注意事項

▼ 若能順利卸力，很快就能消除腰部的緊繃。

▼ 覺得腰部緊繃時，背部不要碰觸地板，而是用手肘撐住。

階段一

掌握軀幹（胸椎）卸力的感覺

伸展胸大肌

1 四肢著地，胸部貼近地板。

務必保持髖關節在膝蓋正上方的位置。
請注意不要讓臀部往後傾。胸部貼近地板時，臉部朝正面，保持姿勢深呼吸。讓胸部與背部膨脹（背胸呼吸）。

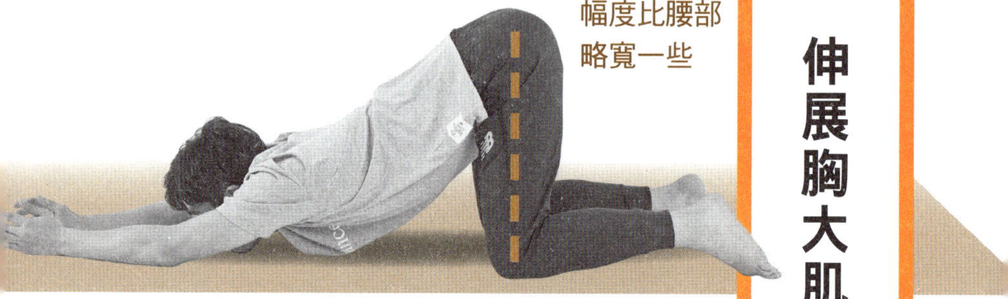

✔ 膝蓋張開幅度比腰部略寬一些

✔ 將膝蓋固定在髖關節正下方的位置

2 從步驟 1 的姿勢扭轉上半身，抬起手臂。

將右臂穿過左臂的腋下並往旁邊伸展。
左臂舉至正上方。

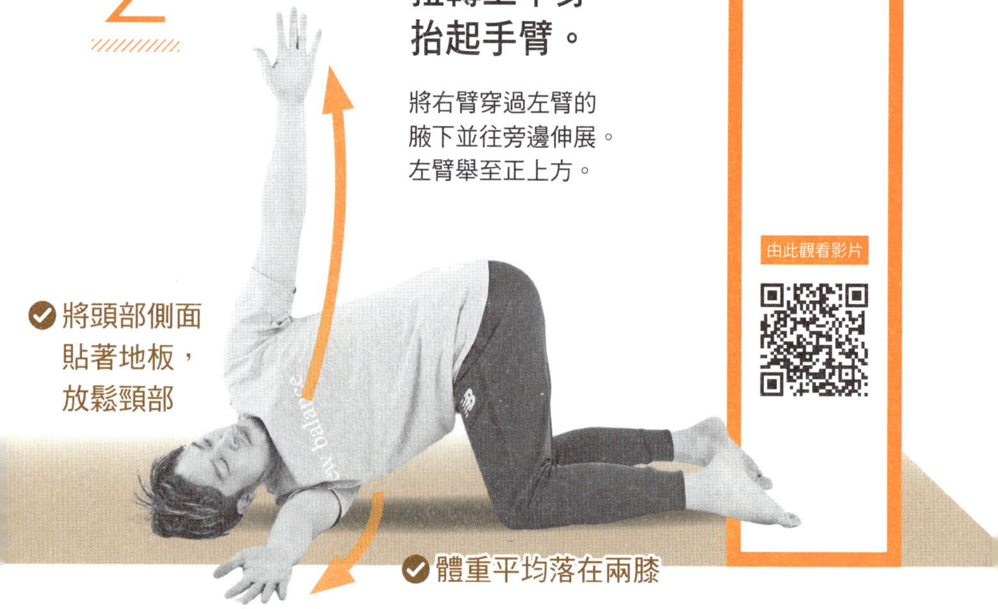

✔ 將頭部側面貼著地板，放鬆頸部

✔ 體重平均落在兩膝

由此觀看影片

3 雙手在胸部中央合掌。

舉起的左臂往下與右手合掌的同時深呼吸（背胸呼吸）。
倒轉動作順序，以步驟 3 →步驟 2 →步驟 1 的順序回到起始位置，再按照步驟 1 →步驟 2 →步驟 3 的順序伸展另一側。

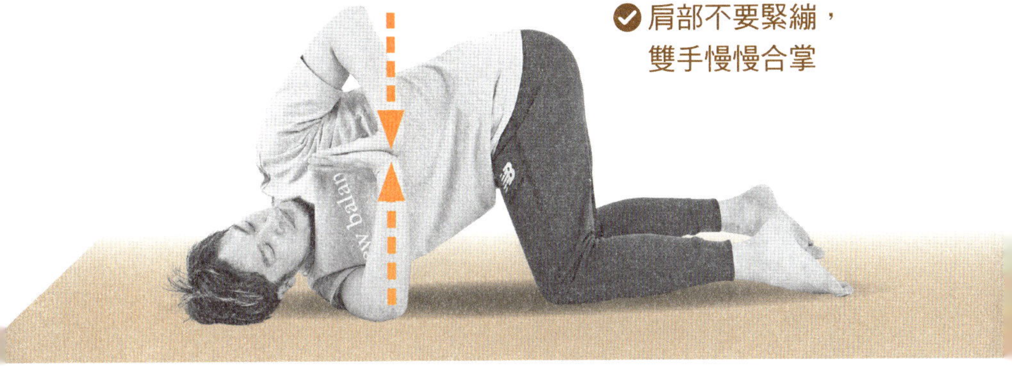

胸椎與胸骨的動作對於運動表現及姿勢的影響極大。舉例來說，胸部後仰的動作若是做得不確實，肩胛骨的活動會受限，導致肩部與手肘、腰部及頸部因此受傷。胸部的活動中，最重要的是後仰與扭轉的動作，伸展胸大肌便是結合了後仰與扭轉，訓練的同時也改善了動作。胸椎會受到壓力與腹部緊繃影響，變得駝背難以後仰，平時請持之以恆，做好這項訓練。

注意事項

▼若能順利卸力，即可減輕下方手臂承受的壓力，從步驟 1 扭轉上半身時也會比較輕鬆。

肩胛骨內收

1 坐在地板上，抬起膝蓋，雙臂撐在後方。

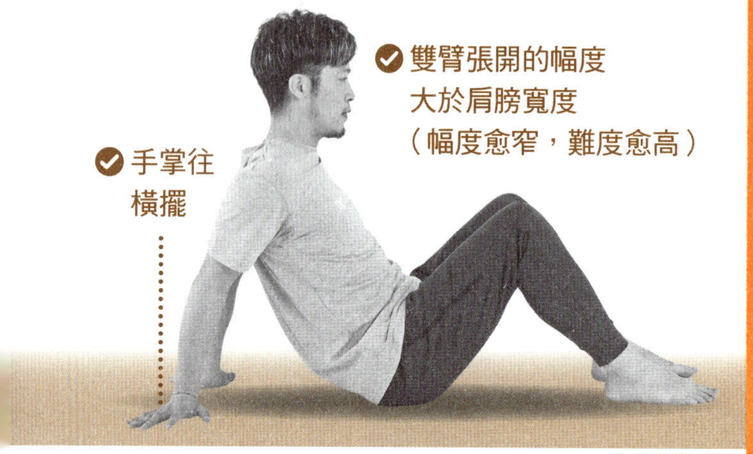

✔ 雙臂張開的幅度大於肩膀寬度（幅度愈窄，難度愈高）

✔ 手掌往橫擺

2 從步驟 1 的狀態將雙臂手肘靠攏。

雙手輕壓地板，讓雙臂手肘靠攏。
以雙肘相碰為目標，反覆卸掉肩胛骨周圍的緊繃，使雙肘更加靠攏。

由此觀看影片

從後面看的效果……

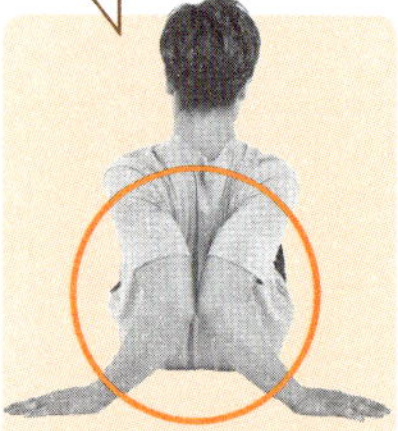

重點在於讓雙肘靠攏。

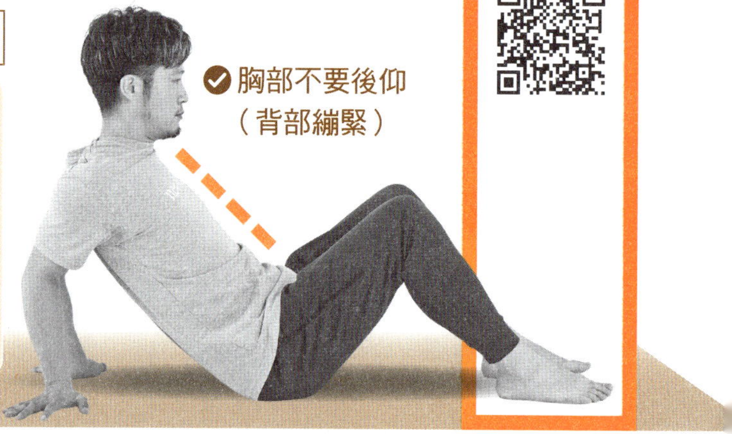

✔ 胸部不要後仰（背部繃緊）

✔ 放鬆時膝蓋保持抬起狀態

3 保持步驟 2 的姿勢，反覆抬頭與低頭。

不要依靠反作用力，
而是緩慢地輕輕移動頭部，
保持雙肘靠攏的姿勢。
保持肩部向下，
肩部若是緊繃便容易往上抬。

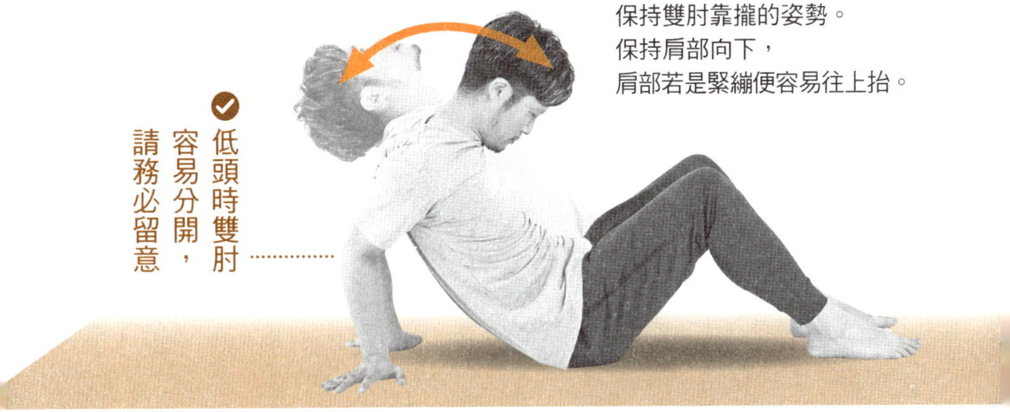

肩胛骨內收是將肩胛骨向脊椎靠近的動作，主要應用在流暢有力揮動手臂的場景，例如投球、揮拍等等。

肩胛骨內收上轉的重點不僅是卸力，也能讓軀幹保持穩定不後仰，同時達到肩胛骨周圍卸力的效果（分離運動）。這項訓練中的低頭與抬頭動作容易使胸部後仰，為避免身體後仰，請善用腹內壓與心窩的作用讓軀幹保持穩定。

注意事項

▼ 若能順利卸力，會感覺到肩部可移動到比耳朵更靠後的位置。

▼ 左右肩胛骨容易變得緊繃，請務必留意。

速度型選手
「某個部位的肌肉」一定很發達

「腿力」一詞顧名思義，說明腿部肌肉在加速衝刺時扮演十分重要的角色。但大家是否知道，腿部力量愈強，實際上動作速度就愈慢？

腿部肌肉就像車子的油門與煞車，有負責加速的肌肉（油門肌群）以及負責減速的肌肉（煞車肌群）。

大致劃分的話，大腿後側（大腿後肌）與大腿內側（內收肌）屬於油門肌群，大腿前側（股四頭肌）與大腿外側（臀中肌）屬於煞車肌群[3]。

速度型選手的油門肌群肯定十分強健。主要油門是大腿後側的肌肉，其中以「上半部」最重要。

大腿後側的肌肉便是大腿後肌，上半部與下半部的功能各不相同。事實上，上半部負責的功能是將整條腿往後挪動，下半部則是負責將膝蓋彎曲。

因此，為了在跑動時將力量有效傳遞至地面，並產生向前的推進力，從大腿根部（髖關節），也就是從上半部動起來，更能有效率地加速衝刺。

爬樓梯時大腿前側會覺得疲勞的人要小心

既然如此，只要鍛鍊油門肌群，不就能提升速度了？情況並非如此單純。因為煞車肌群通常會抵銷油門肌群的作用。具代表性的煞車肌群便是大腿前側的股四頭肌。下坡時膝蓋會覺得疲累，就是股四頭肌的煞車作用所致。

速度難以提升的人，很有可能是大腿前側在跑動時發揮作用，以致於不自覺地在跑動時踩煞車。這與上半身的角度及髖關節的狀態等因素有關，但是爬樓梯時如果大腿前側會覺得疲累，千萬要留意。日常使用大腿前側時，可能已養成了不太好的習慣。

預備階段所介紹的刺激大腿後側的方法（第一二〇頁），有助於養成抑制煞車肌群，並讓油門肌群發揮作用的動作模式。這種方式可直接刺激油門肌群，不妨試著在衝刺之前或加速期間刺激此處。

3 注：大腿外側與大腿內側不是根據外觀來分類，而是依據肌肉的連接方式來分類。

第四章

了解「卸力訓練」的核心

4

搖擺系列卸力訓練的真正目的

第三章介紹了預備階段與階段一的訓練方式，各位覺得如何呢？

若是覺得軀幹比以前更穩健，該施力部位的效能也有所提升，並且感受得到卸力的感覺，接下來可進階至階段二「搖擺系列」與階段三「下墜系列」的訓練方式。

即使階段一還不夠熟練，當然也可以先試著一路做到階段三。

但是，**練到階段三之後，下次一定要從還不夠熟練的「前一階段」重新練起**。如果階段一還不夠熟練，下次就要從預備階段重新開始。

如第九七頁圖表「卸力的三個層級」所展示，各階段的卸力技術彼此相互影響。「做不到」的許多原因，通常都出在前一階段。

進行階段二的「搖擺系列」訓練時，請務必保持節奏。

如果因為搖擺得太用力或太快，造成身體緊繃，無疑是本末倒置。剛開始訓練時以緩慢且小幅度的搖擺即可，最重要的是保持同樣的節奏。

順利掌握到卸力的感覺時，再慢慢加快或加大搖擺的幅度。

進行搖擺訓練時，有的人可能會覺得想像自己在搖擺骨骼，會比想像自己在搖擺肌肉更容易進入狀況。這時候請選擇自己覺得更有效的方式。

可以的話，不妨兩種都試試看，若能感受到搖擺時專注在肌肉或骨骼的不同之處，也有助於提升卸力技術。

以「腳底踝線」支撐站立姿勢

階段二與階段三的訓練中有一個重點，那就是站立時要以「腳底踝線」支撐體重。

腳底踝線指的是**腳底連接內踝與外踝的線**。以腳底踝線支撐站立姿勢時，身體的重心線會與骨骼的中心線一致，而減輕肌肉支撐身體的負擔；換句話說，可避免造成身體緊繃。

這種站立方式的訣竅在於**將體重稍微落在腳跟，同時用腳底踝線感受頭部的重量，尋找略微搖晃的感覺**。

如果很難找到略微搖晃的感覺，不妨想像一下三歲小孩走路的樣子。

幼兒走路搖搖晃晃的模樣，看在成人眼裡不免擔心，但事實上，這是最不費力的站姿與走路方式。

幼兒並不是運用力量保持平衡，而是透過「略微搖晃的感覺」找到平衡，所以不會感到費力（成人則是與此相反，為了不讓身體搖晃而將體重落在腳尖，導致身體愈來愈緊繃）。

訓練初期也許沒什麼實際感受，但這種站姿對於提升卸力技術而言十分重要，請務必留意。

接下來從階段二開始訓練吧！

以腳底踝線支撐的站姿

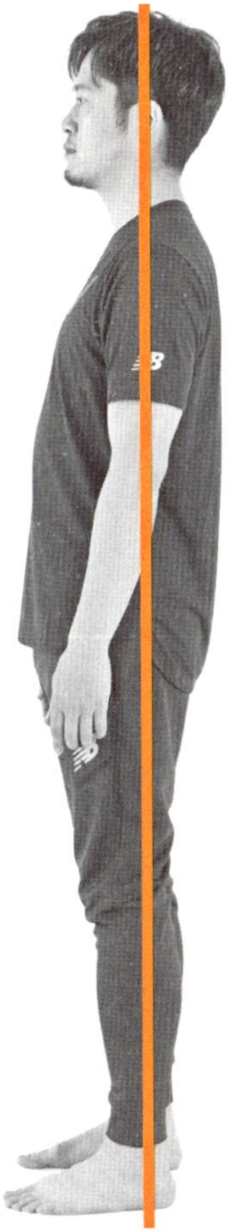

以腳底踝線支撐站立姿勢時，身體的重心線會與脊椎、大腿骨、脛骨一致。進而減輕肌肉支撐身體的負擔，可避免造成身體緊繃。

階段二

脊椎周圍的施力與卸力

搖擺脊椎1

俯臥

1 俯臥在地，將額頭抵在拳頭上。

以拳頭、手肘、腹部為支點穩定身體，
使身體較容易搖擺。
如果用雙手比較輕鬆，也可以將
雙手手掌交疊，再將額頭抵在手掌上。

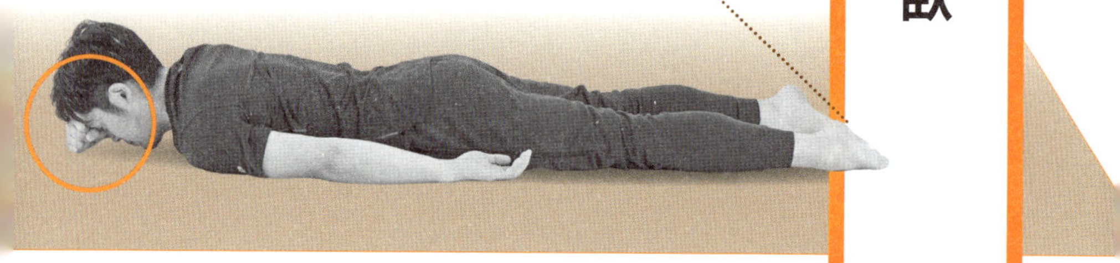

搖擺脊椎時，基本上是採用「橫向搖擺」的方式。橫向搖擺需要動用的肌肉是附著在脊椎側邊的腰大肌。

這項動作看似簡單，但若是軀幹的大肌群與脊椎周圍深處的肌群無法適度卸力，腰大肌就會因為難以切換施力與卸力，而無法順利搖擺。腰大肌是上下半身

由此觀看影片

2 緩慢且小幅度搖擺脊椎。

這項訓練的目標是脊椎，也就是上半身。
一開始輕輕搖擺即可。
從腿部開始搖擺，再慢慢擴展到脊椎，
這種漸進的方式也很有效。

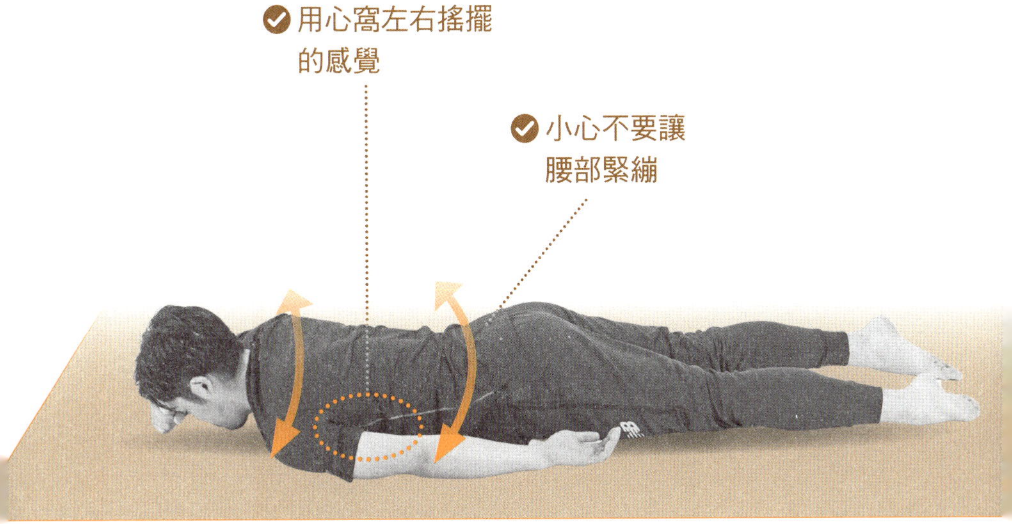

注意事項

- 若能順利搖擺，會感覺整條脊椎如波浪般連續且流暢地擺動。
- 用心窩的力量輕輕搖擺，不要用背部的力量。

之間傳遞力量時極為重要的關鍵角色，請務必謹慎進行。

搖擺脊椎2

盤腿

1

盤腿坐著，雙手按壓心窩。

卸掉背部的力量，
讓手指有微微下沉的感覺。
覺得盤腿不舒服時，
也可以坐在椅子上。

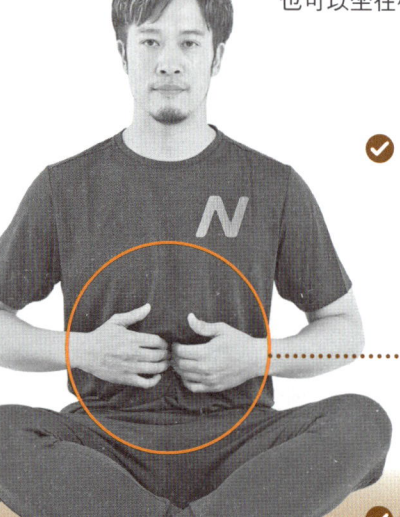

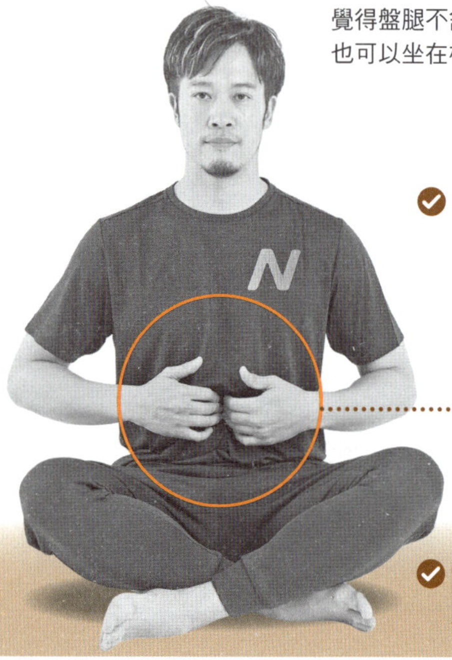

雙手姿勢參照第118頁

體重平均落在左右坐骨上

盤腿的姿勢有別於平躺狀態，由於上半身是直立的，對脊椎周圍會造成一些負擔。按壓心窩可使腰大肌更容易活動，藉此誘導搖擺脊椎的感覺。讓臀部周圍卸力，仔細感受體重落在坐骨上的感覺。

搖擺時讓體重均等地依次落

由此觀看影片

2 以步驟 1 的狀態小幅度且緩慢地左右搖擺脊椎。

將手指當成感測器，注意心窩不要出力，
小幅度且緩慢地左右搖擺脊椎。

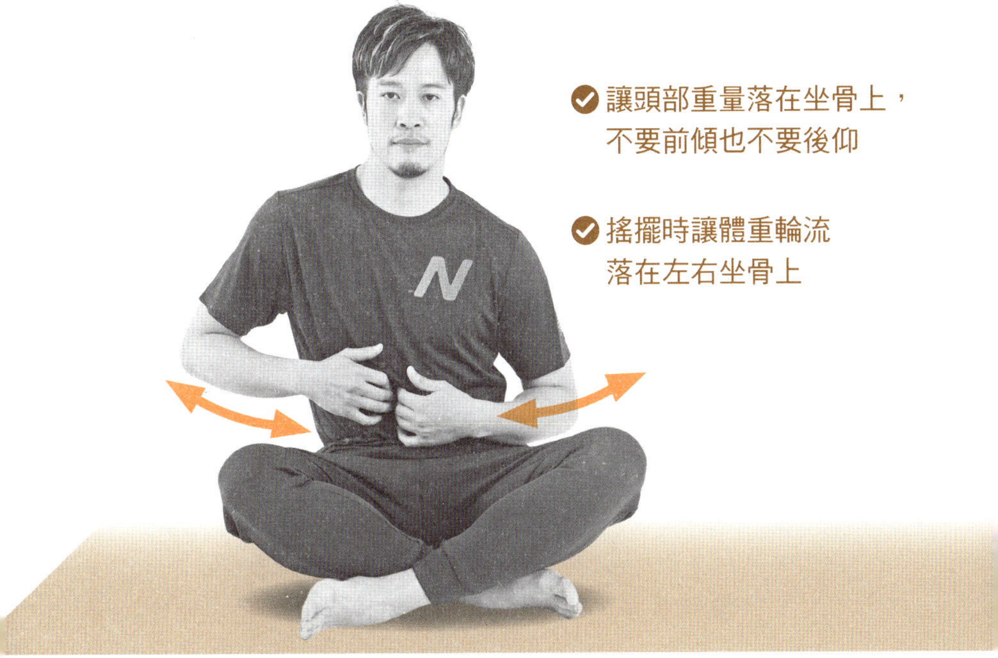

讓頭部重量落在坐骨上，不要前傾也不要後仰
搖擺時讓體重輪流落在左右坐骨上

注意事項

- 仔細感受體重落在坐骨上的感覺。
- 保持手指按壓在心窩的狀態。

在左右坐骨上，可形成穩固的基礎，促進脊椎周圍卸力。

階段二

脊椎周圍的施力與卸力

搖擺脊椎3

伸展胸椎

1 以俯臥的姿勢挺起胸部。

伸展胸部時，注意不要將臀部往後挪，否則會使胸部難以伸展。手臂往前伸直，臉部朝正面，會比較好伸展胸部。

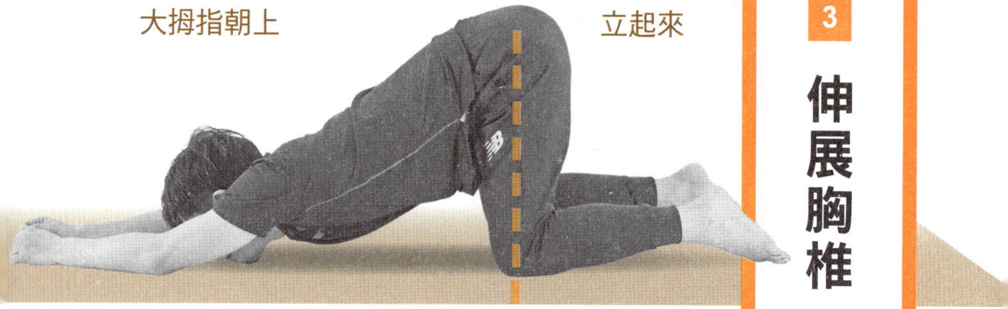

雙腿張開的幅度比腰部略寬一些
雙手擺在臉部正前方，大拇指朝上
腳尖不要立起來
膝蓋固定在髖關節正下方的位置

在搖擺脊椎的三種訓練中，這是以最容易造成背部負擔的「挺胸」姿勢來進行的。

儘管挺胸的動作容易造成背部負擔，但是對於運動表現來說，這是所有運動（競技）中非常重要的共同動作，因此，最重要的是學習一邊挺胸一邊卸力的技巧。

在挺胸的狀態下先卸力，接著緩慢地小幅度搖擺。若是不覺得緊

由此觀看影片

2 緩慢且小幅度搖擺脊椎。

左右搖擺心窩的感覺，而不是搖擺臀部。
重點是小幅度且緩慢地進行，不要用力搖擺。

從正面看的效果……

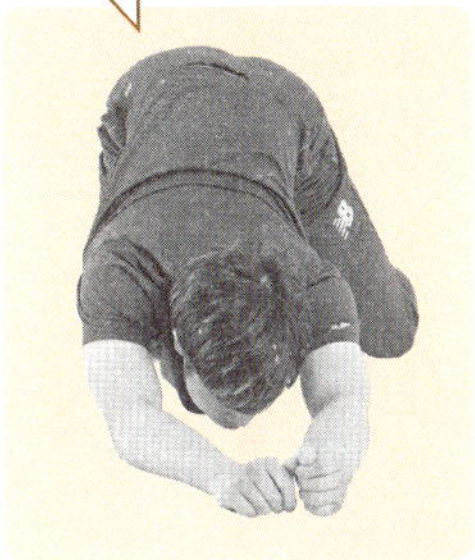

以雙腳支撐，
不要讓身體搖晃

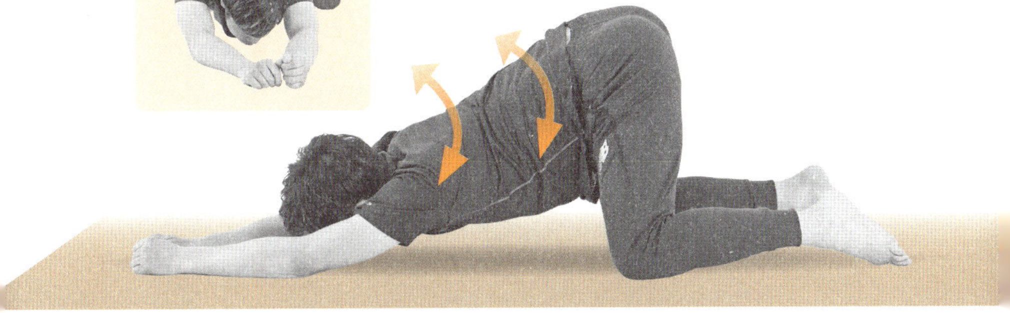

覺得搖擺動作很吃力時，可將胸部彎曲的幅度減少一些

注意事項

- 搖擺時不要一直挺胸，而是想像脊椎往下垂的感覺。
- 若能順利搖擺，會感覺胸部與肩部愈來愈貼近地面。

繃，可以加大搖擺的幅度，並且慢慢加快搖擺的節奏。

若是無法順利卸力，請配合伸展胸大肌（第一三二頁）的訓練一起進行。

階段二

肩胛骨周圍的施力與卸力

肩胛骨外展搖擺

遠離訓練

1 將手穿過腋下，碰觸肩胛骨。

手臂盡量往後伸，
用手掌碰觸肩胛骨。
手掌若是碰不到，
也可以用手指碰觸肩胛骨。

從側面看的效果……

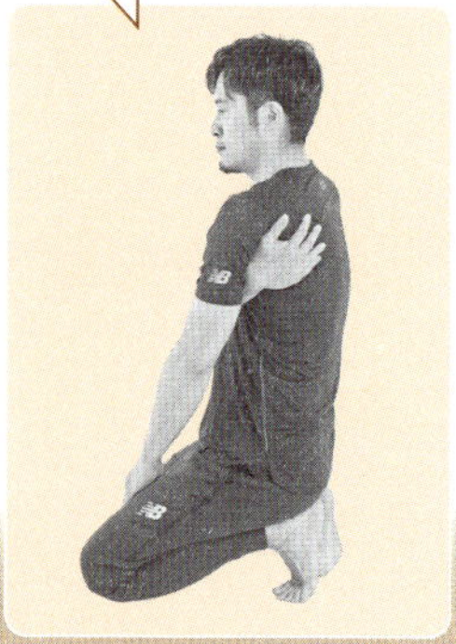

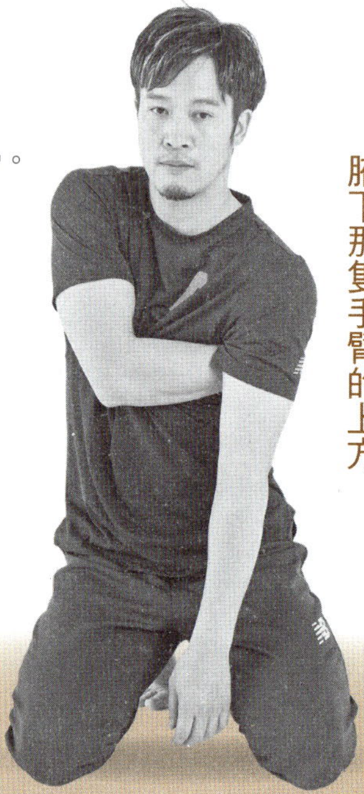

將另一隻手臂放在穿過腋下那隻手臂的上方

肩胛骨外展，指的是讓肩胛骨遠離脊椎的動作。這項訓練的目的，是讓肩胛骨之間容易緊繃的肌肉得以卸力，使肩胛骨活動得更順暢。

進行步驟2搖擺身體時，將身體稍微往旁傾斜。肩胛骨上附著不同角度的肌肉，這樣做可讓肌肉從各個角度伸展。扭轉胸部時，將目標那一側的肩膀稍微往

由此觀看影片

2 搖擺的同時，將肩胛骨外展。

將軀幹稍微往旁邊傾斜，並以這個姿勢搖擺。
利用搖擺動作，將肩胛骨慢慢往前方外展。
將軀幹斜往另一側，另一隻手臂以同樣方式外展肩胛骨。

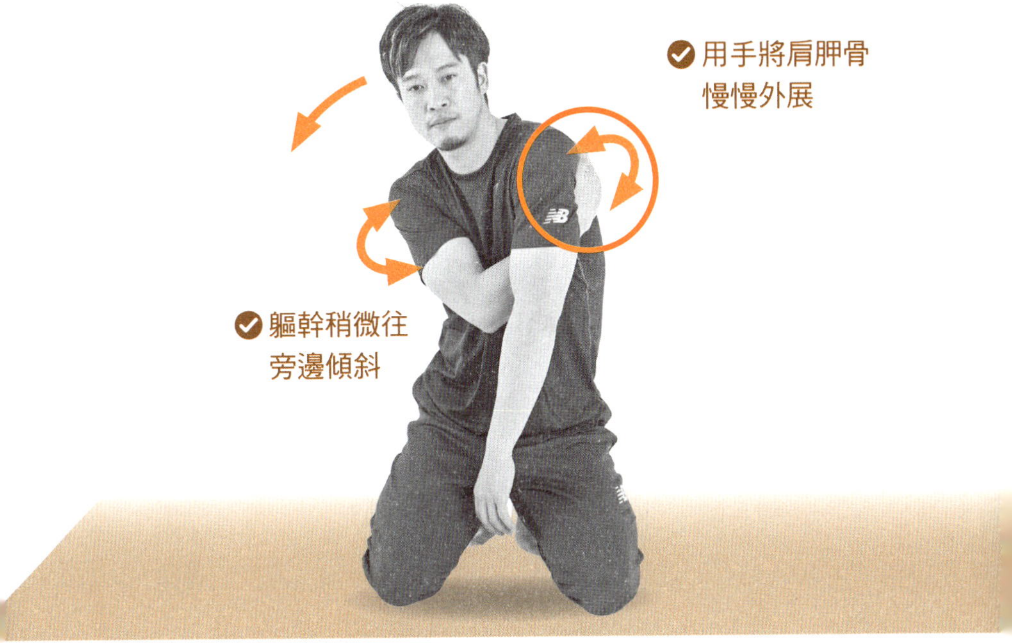

前再搖擺，卸力效果更佳。手掌若是碰不到肩胛骨，也可以直接在肩膀上按壓。

注意事項

- 若能順利搖擺，會感覺肩膀愈來愈往前滑落。
- 肩部若有如釋重負之感，即表示卸力得很成功。

階段二

肩胛骨周圍的施力與卸力

肩胛骨內收搖擺

滑動訓練

由此觀看影片

快速揮動手臂時，最重要是肩胛骨周圍的牽張反射（第五五頁）。觸發牽張反射的則是肩胛骨驟然往脊椎靠近的內收動作。

但是在多數情況下，嘗試內收時通常會使背部變得緊繃，所以會在背部與肩胛骨周圍卸力的狀態下，利用手臂的重量來內收。如此一來，便能將身體訓練到適合牽張反射的狀態。

1

保持站立姿勢，輕輕握住手腕。

用任何一隻手握住皆可。

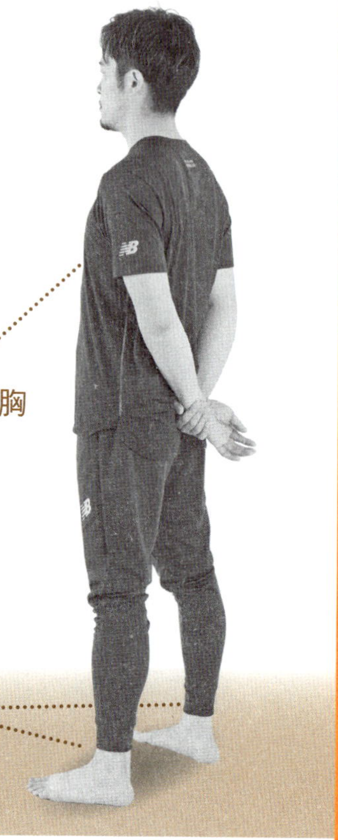

2 手肘輕輕內收，搖擺肩胛骨。

不要用力，而是利用搖擺動作讓肩胛骨內收。
搖擺方式有三種，請觀看影片確認細節動作。

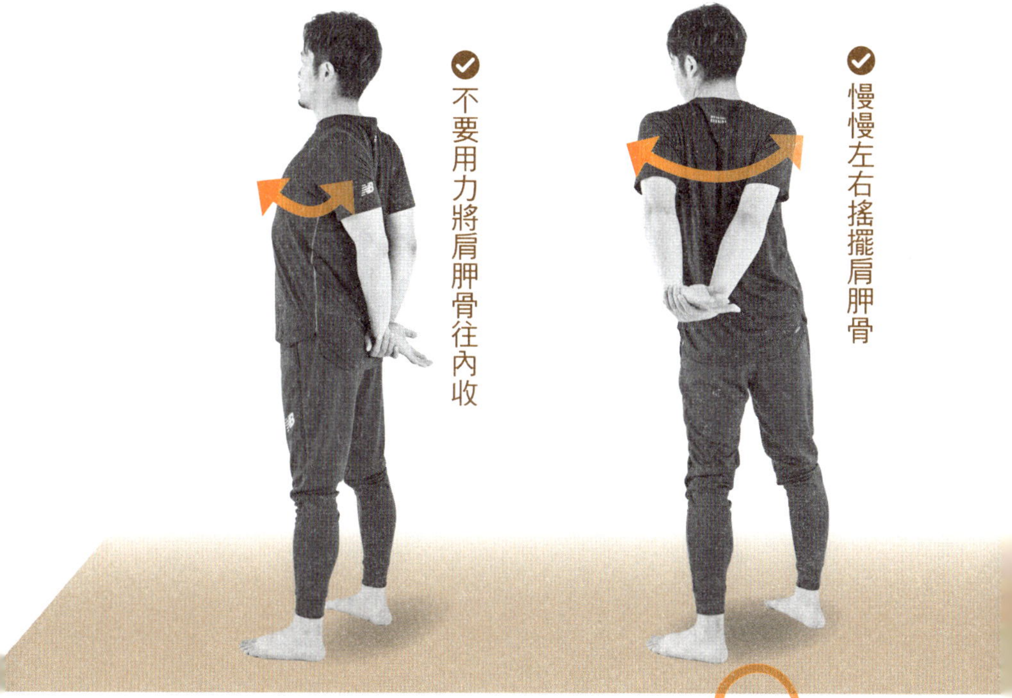

最後將上半身往前傾，慢慢左右搖擺肩胛骨

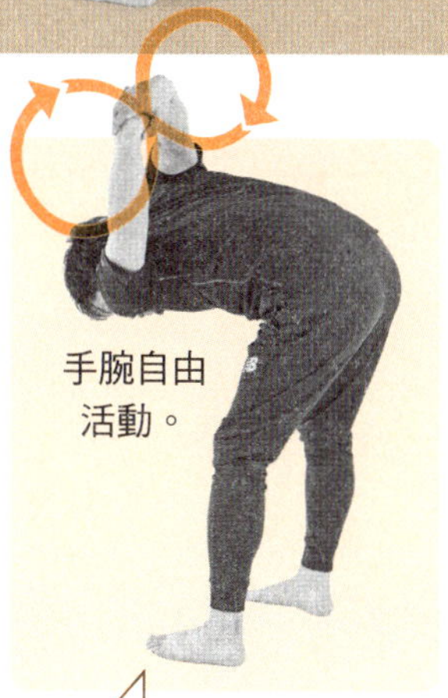

動作的變化

注意事項

- 用心窩的力量搖擺手臂的感覺。
- 若能順利搖擺，會覺得腋下周圍有輕微的拉伸感。

階段二

髖關節周圍的施力與卸力

髖關節迴旋搖擺1

屈曲姿勢

1 坐在地板上，雙手撐在後面，抬起膝蓋。

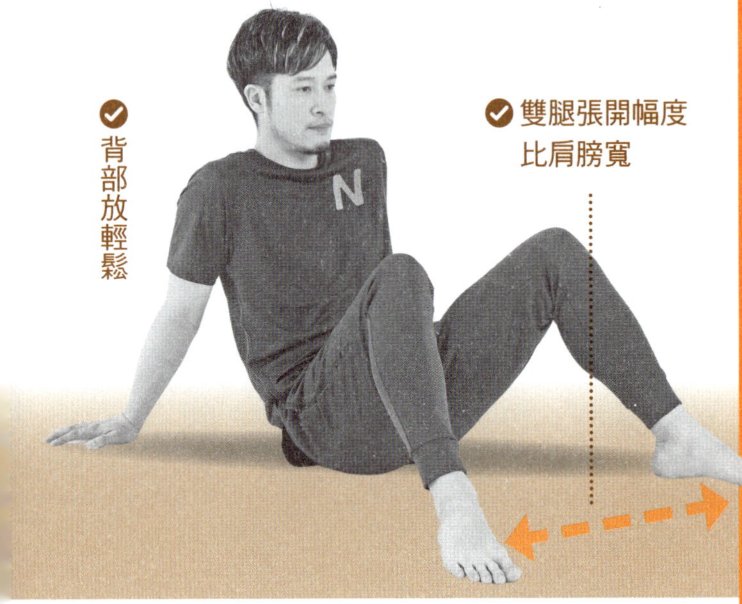

髖關節周圍的肌肉是支撐身體的基礎，因此，其特點是活動時容易緊繃而難以卸力。

這項訓練的目的是採坐姿，讓髖關節從支撐身體的狀態中解脫，並在這種狀態下藉著搖擺動作促進卸力。

重點在於緩慢且大幅度地搖擺，因為搖擺速度太快容易造成身體緊繃。

由此觀看影片

2 將腿往內、往外搖擺。

一次擺動一條腿。重點是上半身不動，從髖關節開始擺動。
若是覺得髖關節周圍變得緊繃，請放緩擺動速度。

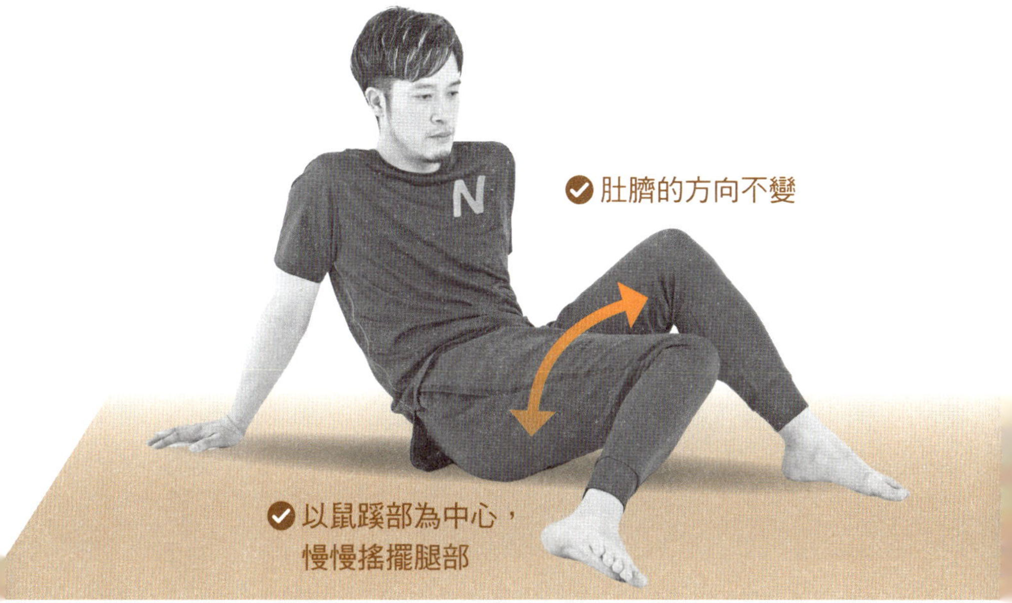
肚臍的方向不變
以鼠蹊部為中心，
慢慢搖擺腿部

注意事項

- 大腿在膝蓋倒向內側時容易變得緊繃，請務必留意。
- 若能順利搖擺，膝蓋會愈來愈貼近地板。

階段二
髖關節周圍的施力與卸力

髖關節迴旋搖擺2

大轉子感測器

由此觀看影片

1

單腿伸直並搖擺。

不要以腳踝為基點，
而是從髖關節（鼠蹊部）擺動。

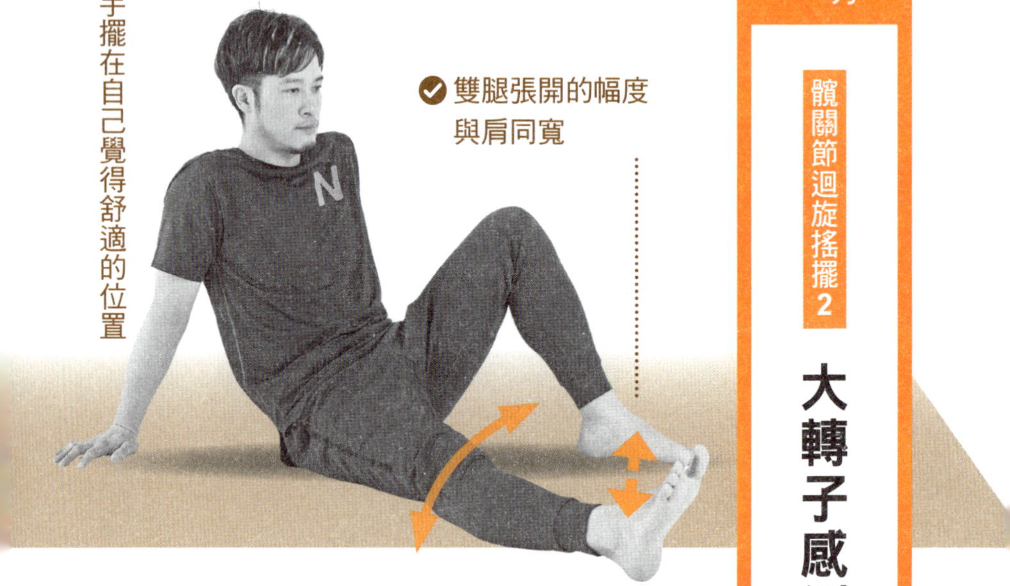
將手擺在自己覺得舒適的位置
雙腿張開的幅度與肩同寬

髖關節從表層至深層有著大量肌肉，所以最重要的是從各種角度搖擺。這項訓練可藉著改變腿部張開的幅度大小，從不同的角度伸展肌肉。

重點是用手掌觸摸大轉子（髖關節兩側的骨性突起）。髖關節位於鼠蹊部的最深處，本來就是難以感知動作也很難卸力的部位，但是大轉子會隨髖關節而

2 將雙腿張得更開，以與步驟 1 相同的方式搖擺腿部。

腿部張得更開，
可藉此伸展到不同於步驟 1 的肌肉。

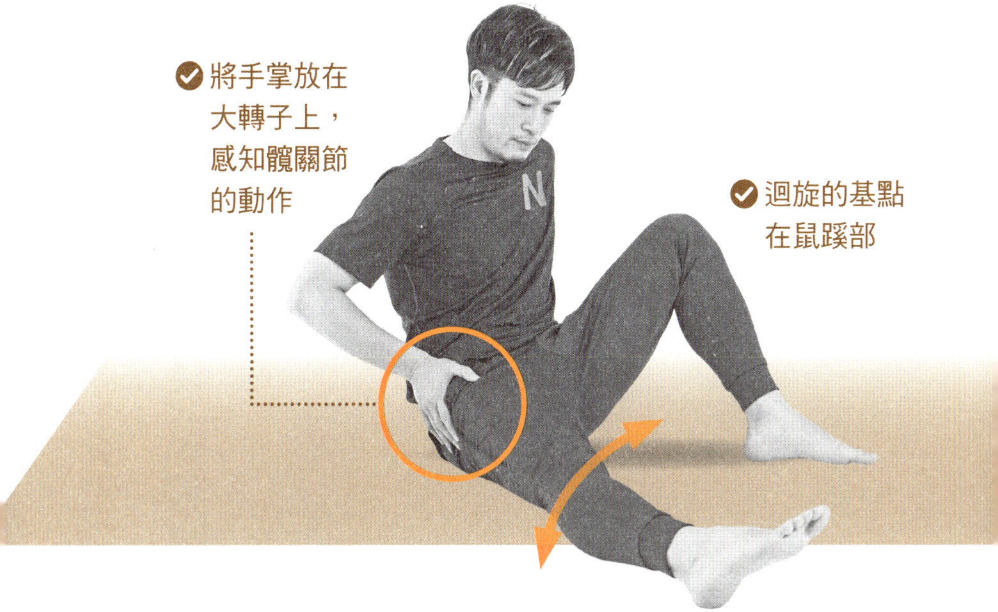

將手掌放在大轉子上，感知髖關節的動作
迴旋的基點在鼠蹊部

大幅移動，因此，利用手掌觸摸，可讓大轉子成為掌握髖關節動作的感測器。這種方式也能有效提升髖關節的卸力。

注意事項

- **快速搖擺腿部會使感測器失靈，請緩慢地搖擺。**
- **若能順利搖擺，便能掌握鼠蹊部最深處的髖關節動作。**

階段二

髖關節周圍的施力與卸力

髖關節迴旋搖擺3

俯臥姿勢

由此觀看影片

1 俯臥在地，單膝彎曲。

腿部張開與肩同寬。
另一條腿伸直，腳尖不要立起來。

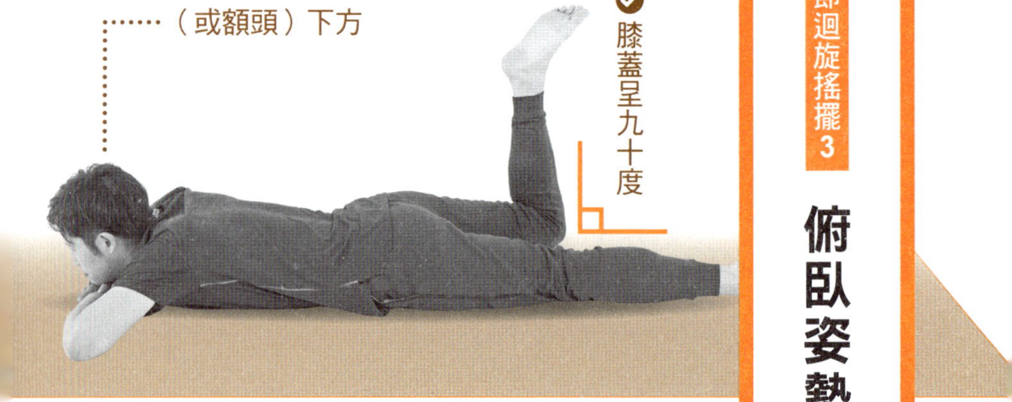

髖關節能做出多種動作，因此需要透過各種動作模式促進卸力。以俯臥姿勢迴旋髖關節有助於使用腹內壓，可避免髖關節與上半身因腿部活動而變得緊繃。此外，髖關節的內旋與外旋是伸展幅度最大的姿勢，適合用於髖關節周圍肌肉的深度卸力。

不過，搖擺時很容易連骨盆一起移動，請注意不要動到骨盆。試

2 緩慢地左右搖擺膝蓋下方。

搖擺速度太快會使腿部及腰部容易緊繃，請緩慢動作。

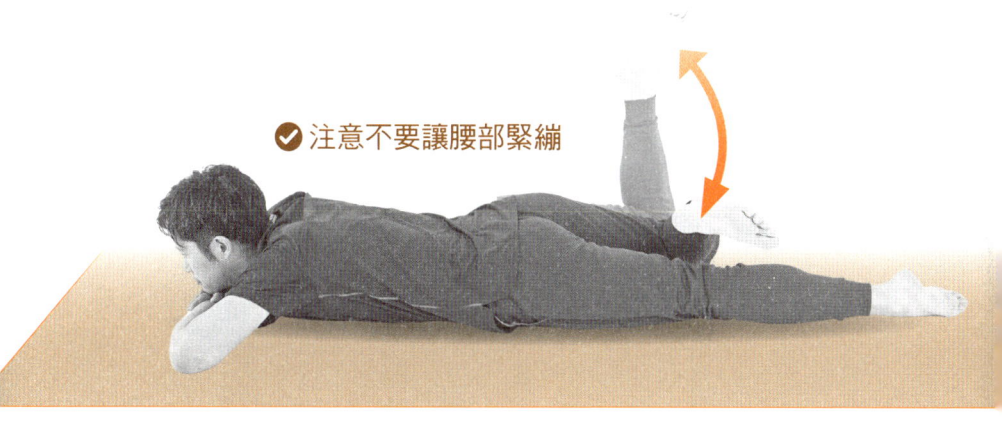

著固定骨盆時很容易使腰部緊繃，可利用腰腹呼吸增加腹內壓，腰部不必使勁就能固定骨盆。

注意事項

- 若是覺得腰部緊繃或有點彆扭，即表示腹內壓不足。
- 若能順利搖擺，即可清楚感受到髖關節的活動。

終於來到「卸力訓練」的最後階段

本書關於卸力訓練的最後階段，便是階段三的「下墜」動作。**下墜的範圍包括手臂、腿部乃至整個身體**。一如第二章所提到的，能夠游刃有餘展現良好運動表現的選手，也就是卸力技術高超的選手，便是懂得運用下墜技巧。

想要在運動表現中隨心所欲運用下墜技巧，必須比以往在更短時間內迅速卸力。唯有在瞬間卸力才能觸發下墜機制，否則只會顯得手臂與腿部笨拙地下垂而已，也無法體會下墜技巧的妙處。

照理說，只要卸力就能觸發下墜機制。

但是要在一瞬間做到深度卸力，將身體交給重力並下墜，其實是相當困難的，大部分人都無法順利觸發下墜機制。讓全身往下墜的動作，通常會使人心生恐懼而難以消除緊張的情緒。

因此，階段三所做的訓練，便是盡量透過簡單的動作**掌握下墜的感覺，同時提升卸力的速度與深度**。

這項訓練看似簡單，但即使是職業選手也很難一下子掌握訣竅，所以請不要太心急。

接下來，讓我們從下一頁開始階段三的訓練。

階段三

肩胛骨周圍的快速卸力

肩部下墜1

垂下肩部

目標部位即是所謂的肩部痠痛點。這部位一旦緊繃，肩部就會聳起而影響其他動作。例如跑步，肩部聳起便無法使用手臂的力量，嚴重影響身體平衡以及力量的傳遞。

為了讓肩部充分卸力，並且妥善操控手臂的下墜，最重要的便是掌握手臂根部，也就是肩部下墜的感覺。為了較容易掌握這種感覺，這項訓練特別設計了將肩部聳起再往下垂的動作。

由此觀看影片

1

以最小的力量聳起肩部。

只有肩部施力，
背部及腰部不要施力。
以腳底踝線支撐體重。

✔ 注意不要讓背部及腰部變得緊繃

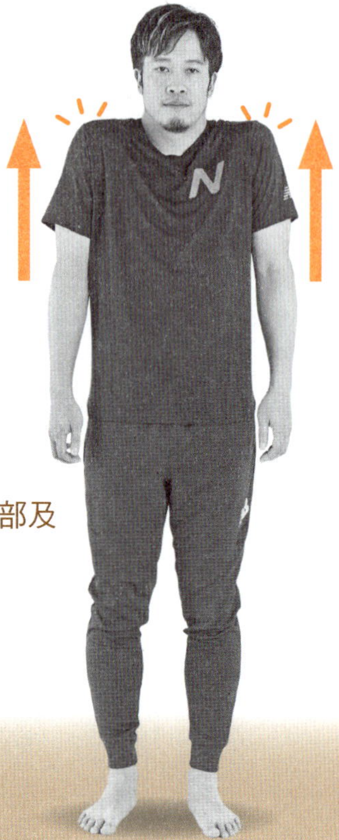

2

一口氣卸力，讓肩部下墜。

在呼氣的同時，
一口氣卸力。

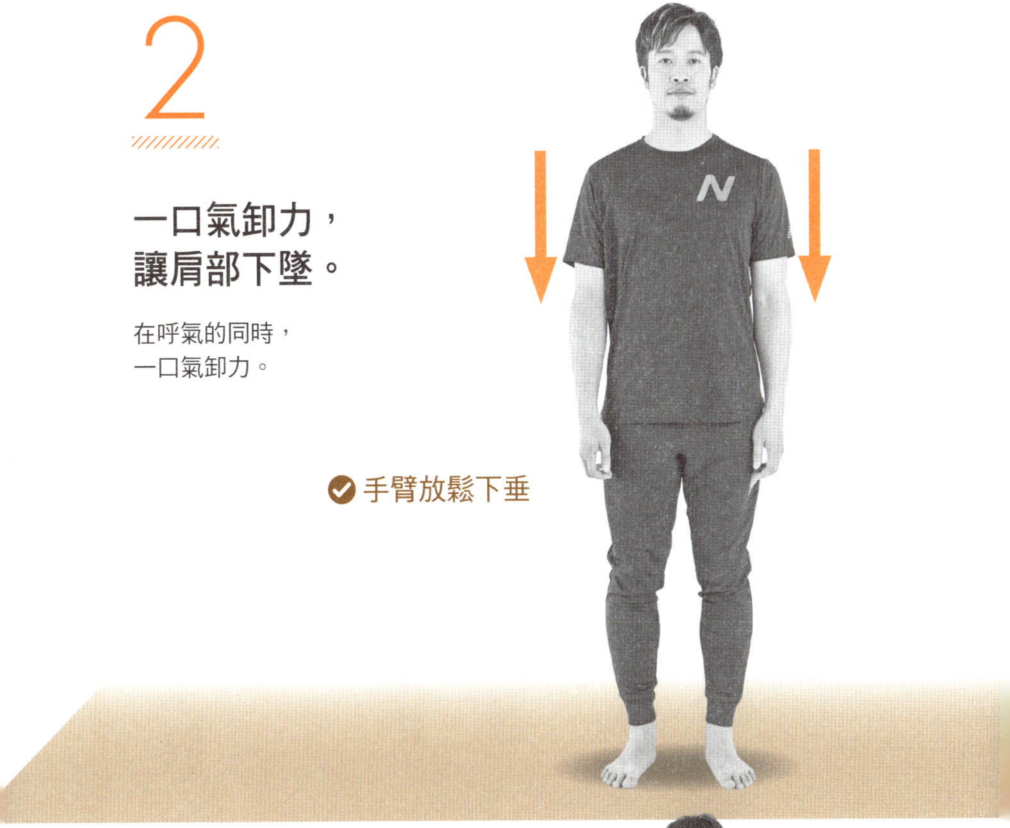

手臂放鬆下垂

注意事項

- 若能順利下墜，腳底踝線便能感受到來自下墜的衝擊力。
- 肩部下墜後仍覺緊繃，表示卸力得不夠充分。

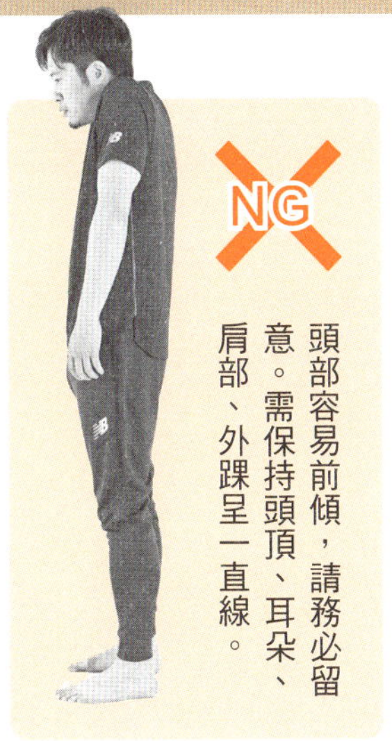

頭部容易前傾，請務必留意。需保持頭頂、耳朵、肩部、外踝呈一直線。

階段三

肩胛骨周圍的快速卸力

肩部下墜2

垂下手肘

由此觀看影片

1

手指碰觸肩部。

以腳底踝線支撐站立姿勢。

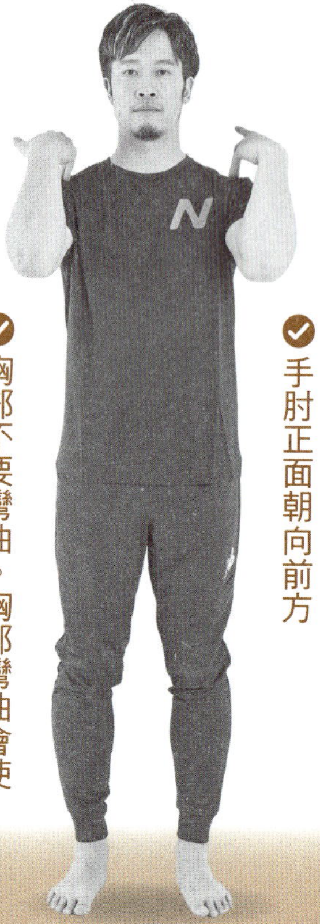

手肘正面朝向前方

胸部不要彎曲。胸部彎曲會使肩胛骨難以活動

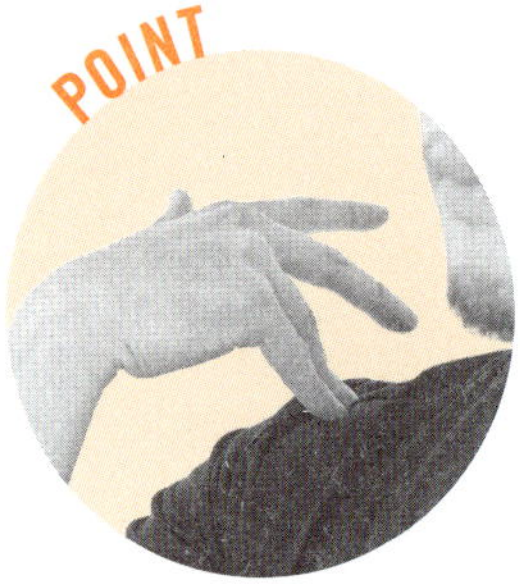

手背朝內，
以無名指及小指碰觸肩部。

這項訓練的目的與「垂下肩部」（第一六二頁）一樣，但是加上了手肘及手部的動作，使得難度稍微提升。首先慢慢熟悉「從手肘往下墜的動作」。

在這情況下，胸部須保持不動。將手臂用力往下甩時，軀幹會隨著甩手的動作而抖動。因此，重點是以腰腹呼吸穩定軀幹，並且只動肩部與手臂。將肩

2

抬起雙手手肘，再垂下手臂。

按照將手肘往上抬、
再從手肘往下垂的訣竅進行。
手肘的移動路徑是
往上抬至耳朵附近，
並在呼氣的同時垂下手臂。

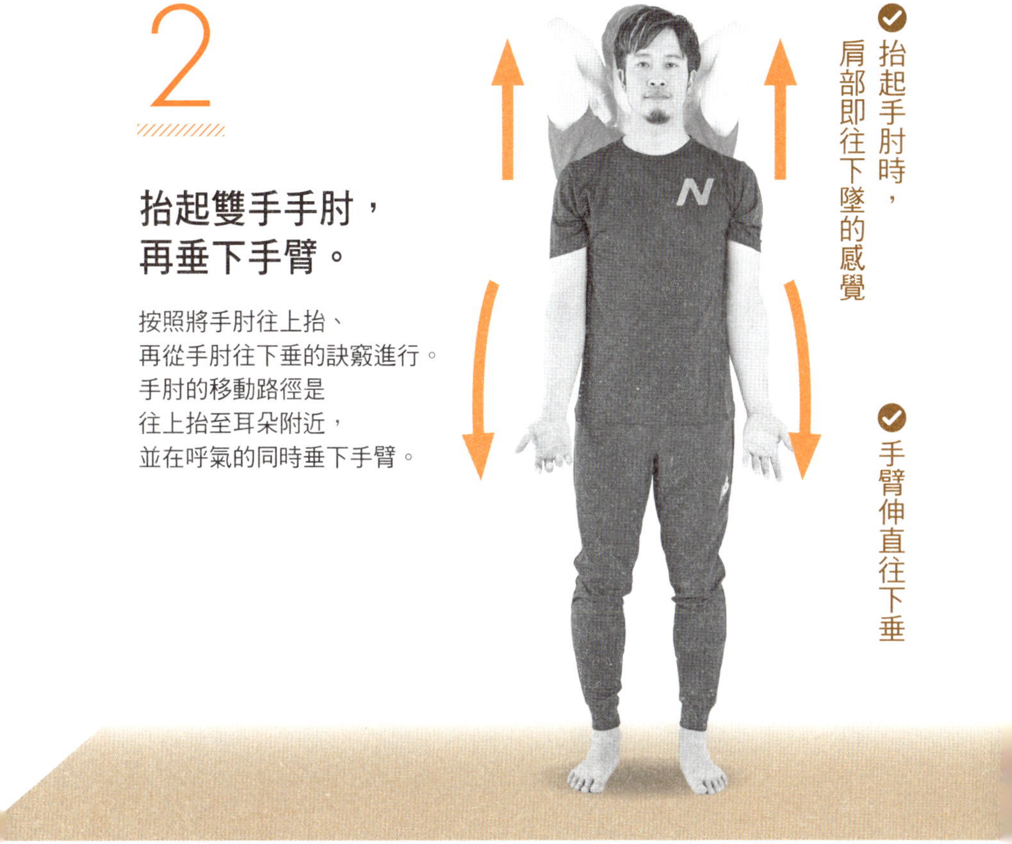
抬起手肘時，肩部即往下墜的感覺
手臂伸直往下垂

部下墜與穩定軀幹的動作分開來，可提升與肩胛骨有關的運動表現。這是十分重要的訓練，有助於掌握手臂「從根部」往下墜的感覺。

注意事項

- **若順利下墜，可感受手臂能隨心所欲地加速。**

手臂下墜

肩部與手肘快速卸力

由此觀看影片

1 垂直抬起手臂。

注意手掌的方向，要朝向臉部。

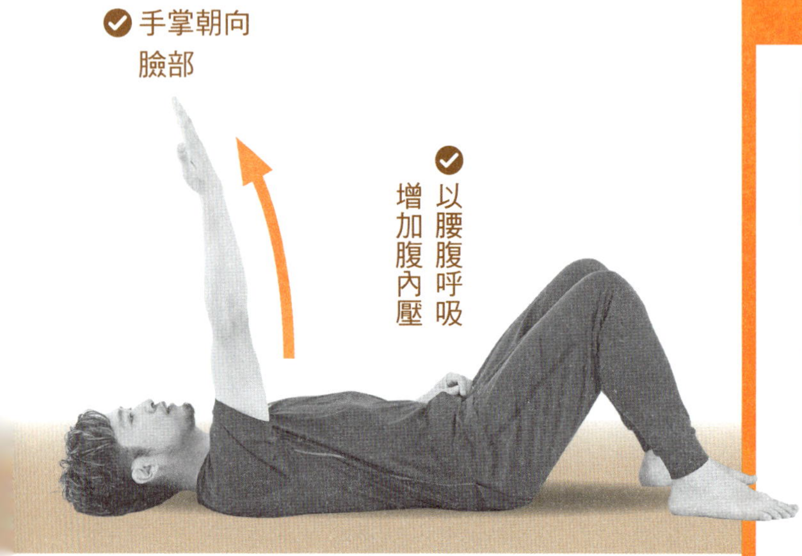

如果肩部下墜的關鍵在於肩胛骨，手臂下墜的關鍵就在手肘。手臂下墜對於運動表現好壞的影響，取決於手肘周圍的肌肉能否快速卸力。這項訓練的重點在於如何快速且平穩地讓手肘周圍卸力，使手臂得以從伸直的狀態順利下墜。

務必將手掌朝向臉部，如此一來，手肘卸力時更容易觸發下

2 肩部與手肘快速卸力，讓手臂下墜。

呼氣的同時讓手臂下墜。一定要先從手肘開始往下墜，按照手肘、手掌的順序著地。另一隻手以同樣方式進行。

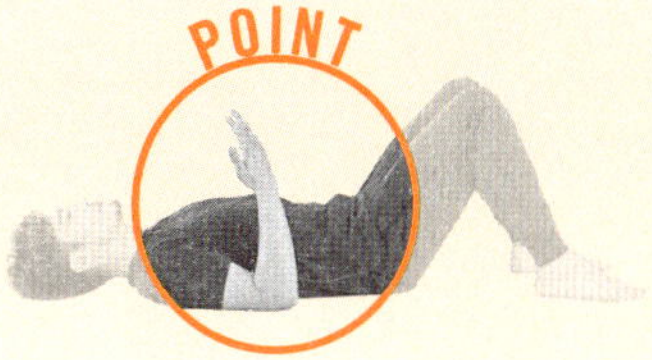

先讓手肘著地，再從手肘進一步卸力。

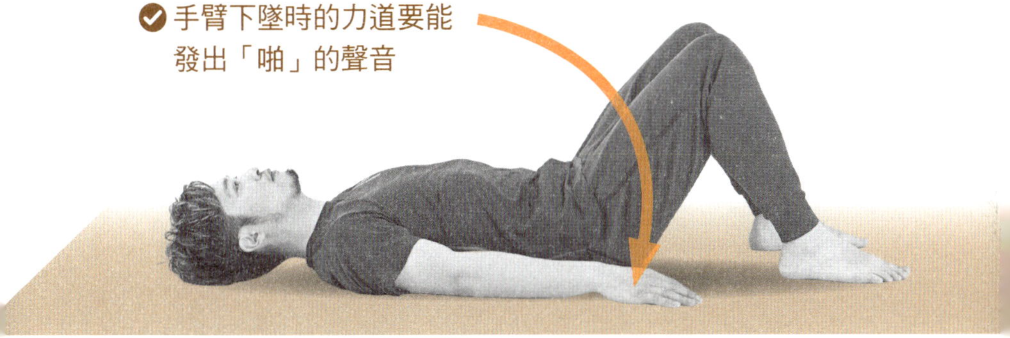
手臂下墜時的力道要能發出「啪」的聲音
用手掌著地，而不是手背

墜機制。若是手在下墜途中自然而然改變方向，並在著地時用手掌接觸地面，即表示訓練動作完成得不錯。

注意事項

- 若能順利下墜，手掌自然會改變方向著地。
- 若能順利下墜，手掌會失重般地大力拍地。

脊椎下墜

心窩卸力

由脊椎快速卸力所觸發的下墜機制，在運用下墜衝刺法時尤其重要。這項動作不可或缺的便是背部肌群的卸力。大多數人常因為背部肌群過度使用，導致長期處在緊繃狀態而難以快速卸力，所以要先從坐姿開始慢慢掌握脊椎卸力的感覺。

卸力時是以心窩為中心。心窩是該施力的部位，當瞬間卸力而觸發下墜機制時，心窩也會深受影響。

由此觀看影片

1 盤腿坐著，背脊挺直。

雙手握住腿，挺胸吸氣。

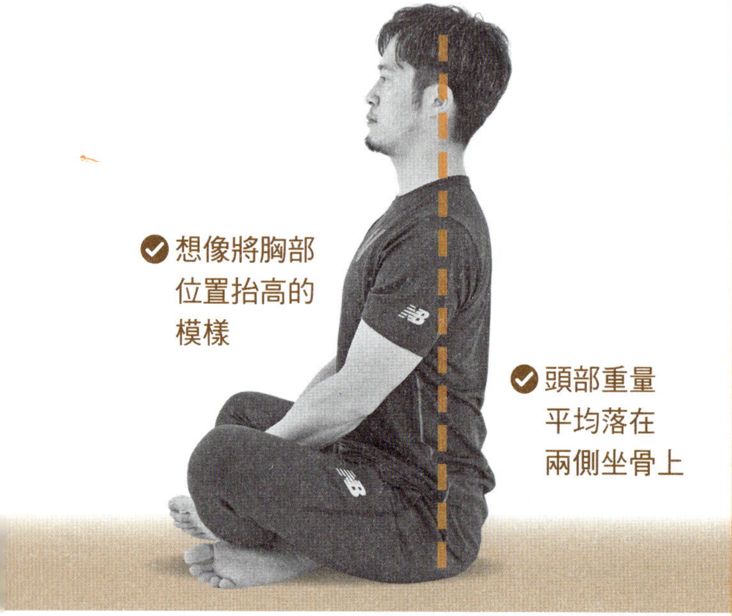
想像將胸部位置抬高的模樣
頭部重量平均落在兩側坐骨上

2 一口氣讓心窩卸力並下墜。

呼氣的同時，
以脊椎往後垮似的感覺卸力。

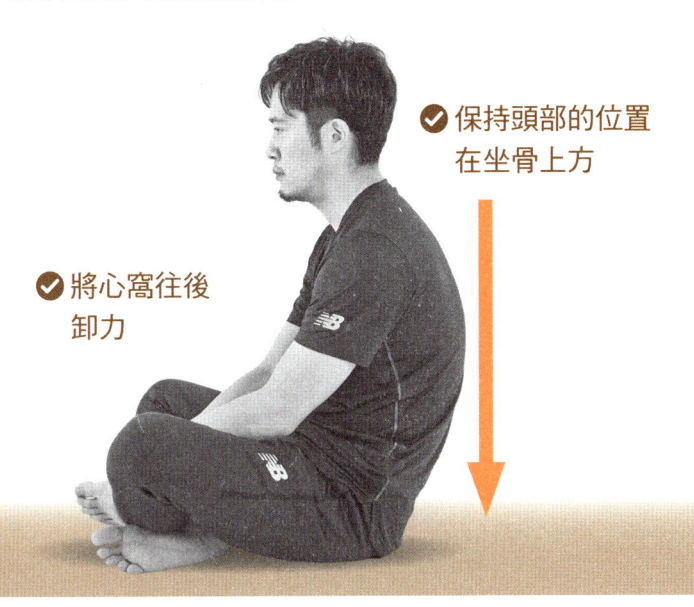

注意事項

- 讓下墜的衝擊力平均落在兩側坐骨上。
- 若能順利下墜，會感覺頭部往正下方下墜。

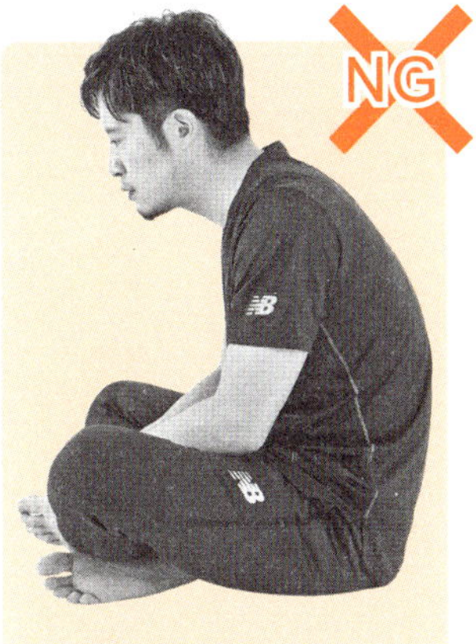

脊椎卸力時，
頭部不可以往前傾。

階段三

腿部快速卸力

腿部下墜1

穩定姿勢

1 仰躺在地，抬起膝蓋。

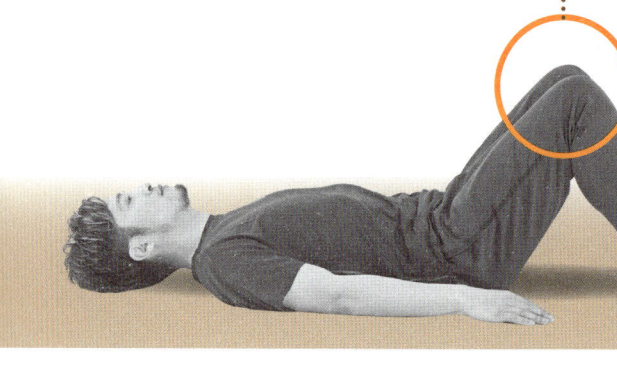

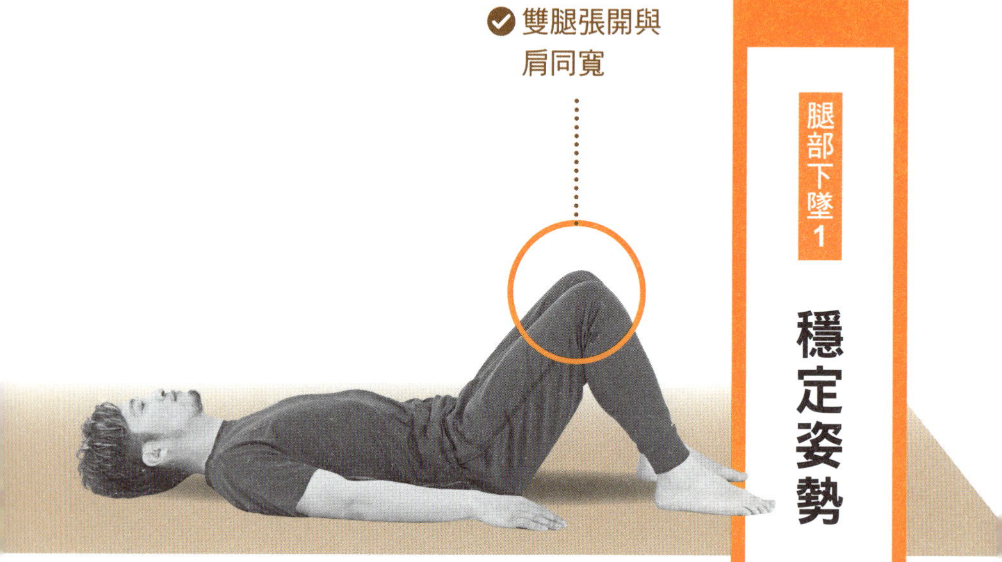

腿部是支撐體重的基礎，因此也是長期處在緊繃狀態的部位。尤其是受到運動中的強度訓練所影響，以致很難培養腿部的卸力技術。

這項訓練利用「滑落」的動作，幫助掌握腿部的卸力與下墜的感覺。接下來試著透過訓練，將腿部從支撐身體的工作中解放出來，鍛鍊卸力的速度與深度。

由此觀看影片

2 將腳跟滑落，腿部往下墜。

呼氣的同時讓整個腿部卸力，
將腳跟滑落，
讓腿部一口氣往下墜。
腳跟滑落不易時，可穿著襪子進行。
另一隻腿以同樣方式進行。

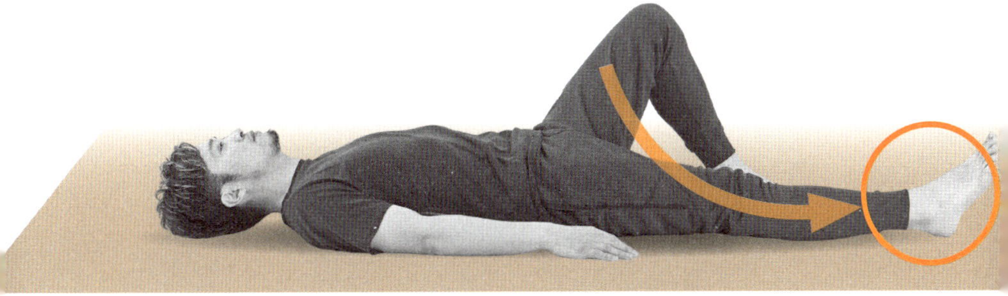

✔ 將腳跟筆直滑落

注意事項

- 若能順利下墜，膝蓋後側會用力著地。
- 若能順利下墜，即可感受腿部能隨心所欲地加速。

腿部下墜 1 **穩定姿勢的變化動作**

以下兩種都是 171 頁步驟 2 的變化。腿部因倒下角度不同，卸力部位也有微妙變化，請感受。請在步驟 1 後分別進行。

膝蓋倒向

內側

將膝蓋倒向內側，腳跟滑落之後再將腿部往下墜。

膝蓋往內側倒下的角度以自己不感到吃力為原則。腿部往下墜時，在呼氣的同時一口氣卸力。

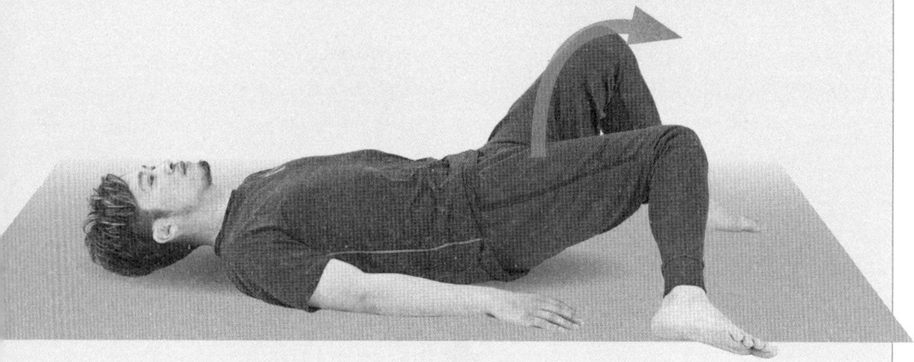

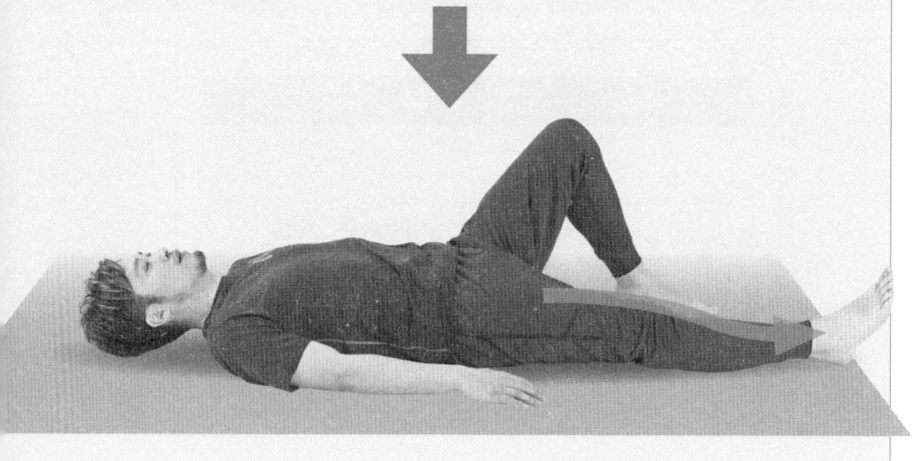

膝蓋倒向
外側

將膝蓋倒向外側，
腳跟滑落之後再將腿部往下墜。

膝蓋倒下時沒有碰到地板也無妨。
注意不要讓腰部因為倒下的幅度太大而懸空。
與膝蓋往內側倒下時一樣，腿部往下墜時，
在呼氣的同時一口氣卸力。

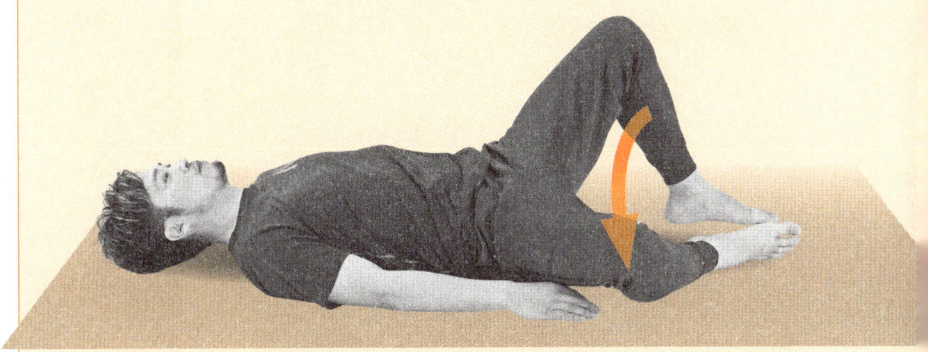

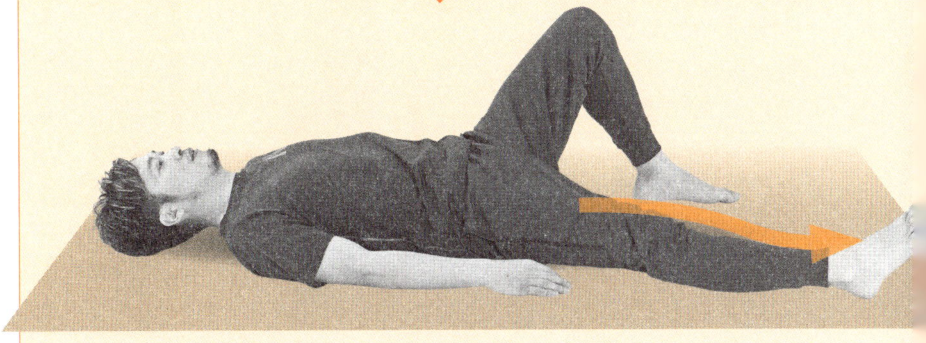

本頁的實際動作請掃描讀取第 170 頁的 QR Code（影片 0:11 ～）觀看

階段三

腿部快速卸力

腿部下墜 2

單腳站立

1

以腳底踝線支撐站立姿勢，抬起單側膝蓋。

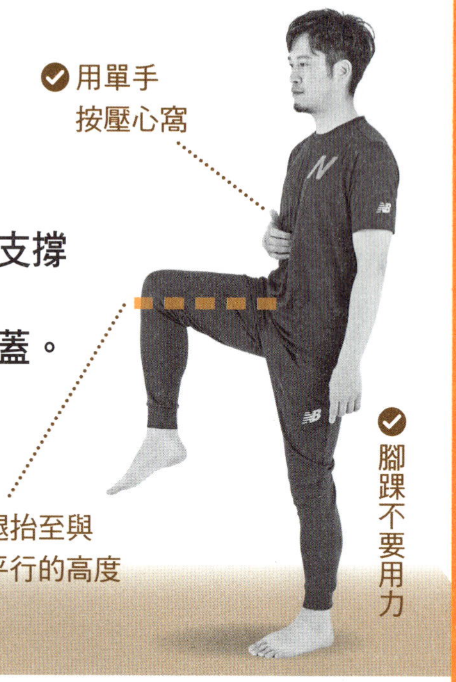
將大腿抬至與
地面平行的高度

2

從步驟 1 的狀態將腿部往下墜。

呼氣的同時將
腿部卸力並往下墜，
直接落到另一側
支撐身體的腿部旁邊。

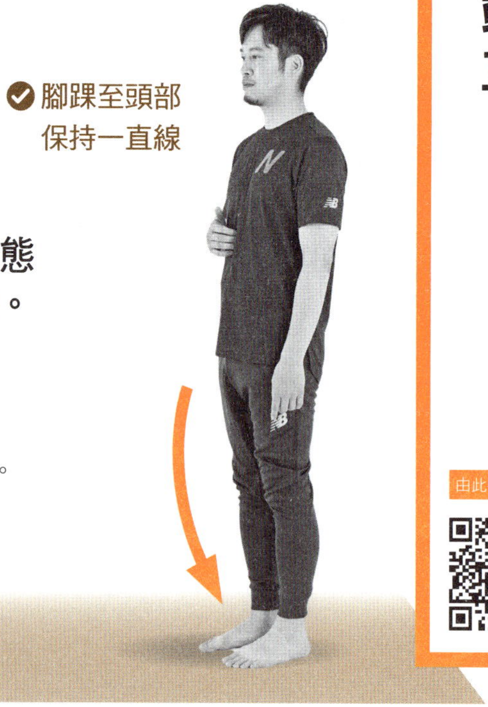

由此觀看影片

動作的變化
1
用手握住單側腿部的腳踝並往上抬。
用雙手握住
將大腿抬至與地面平行的高度
伸展臀部肌肉
由此觀看影片
2
放手讓腿部往下墜至地板。

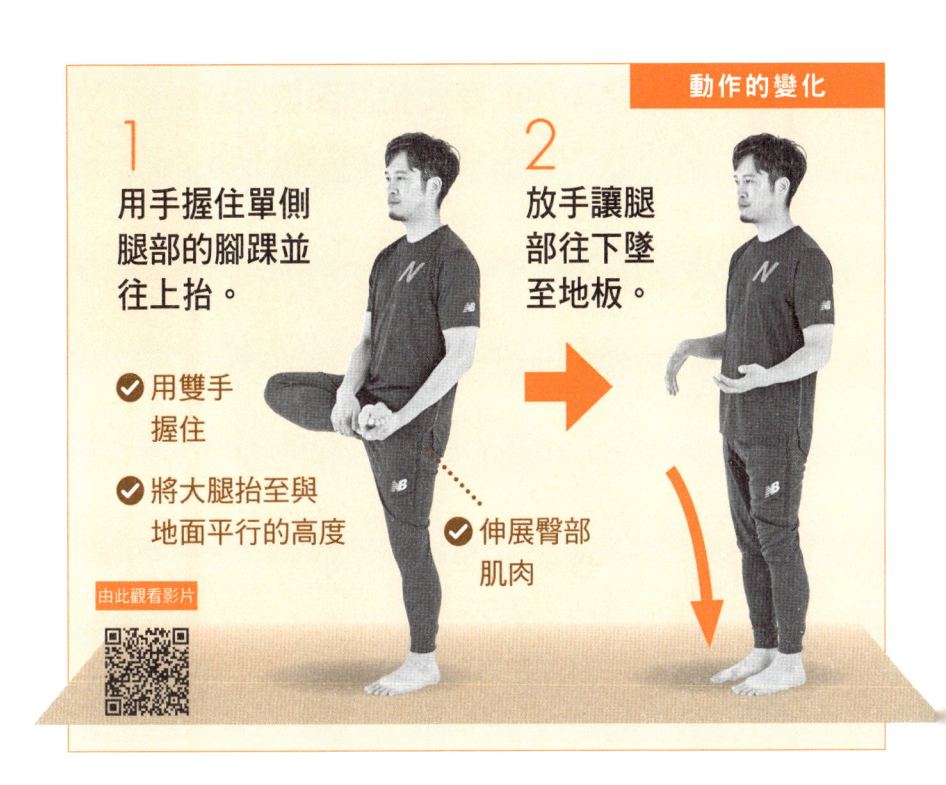

單腳站立是競技動作中十分常見的姿勢。因為難以保持平衡，所以腿部容易變得緊繃，也很難卸力。許多單腳站立的訓練都將重點放在「不要晃動」，卻忽視了因此變得緊繃僵硬的問題。這項訓練則不同，單腳站立時有些晃動也無妨，重點是如何讓腿部卸力往下墜。

注意事項

▼若能順利卸力，下墜時會感覺脊椎被拉扯。

▼若能順利下墜，腳底會失重般地大力落地。

腿部下墜3

鐘擺式甩腿

1 用單手按壓心窩，抬起單腿前後大幅擺動。

以腳底踝線支撐站立姿勢，
把大腿根部當成心窩，
大幅度甩腿。

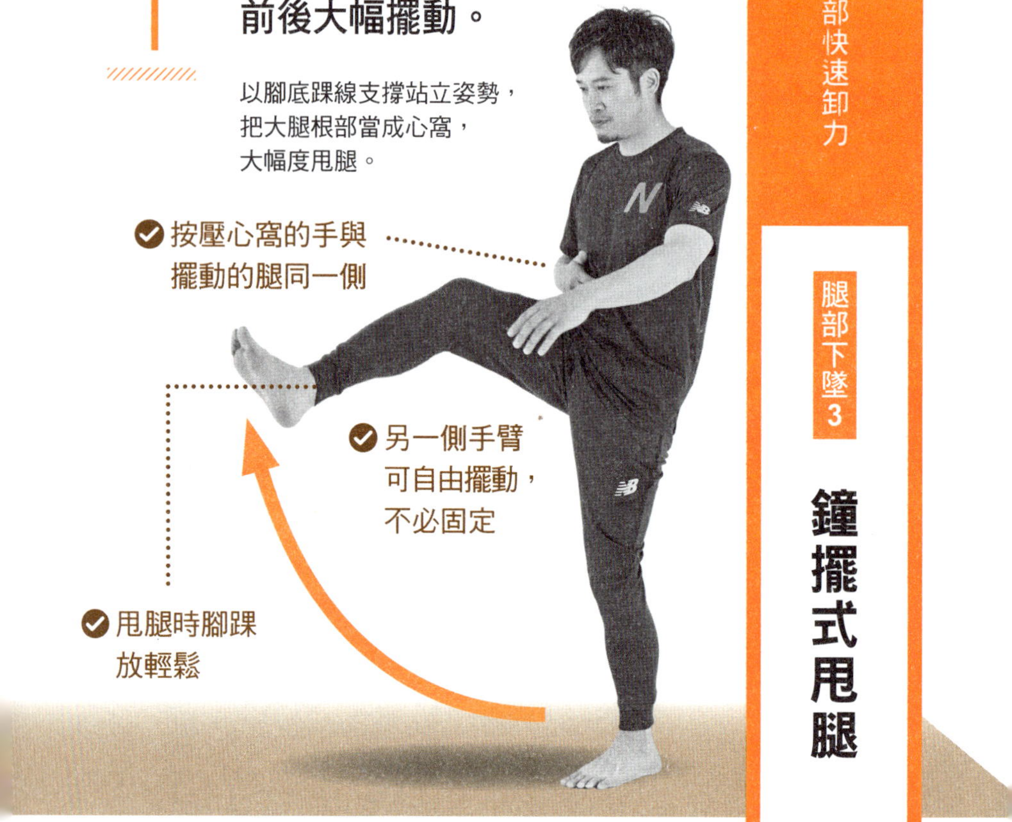
按壓心窩的手與擺動的腿同一側
另一側手臂可自由擺動，不必固定
甩腿時腳踝放輕鬆

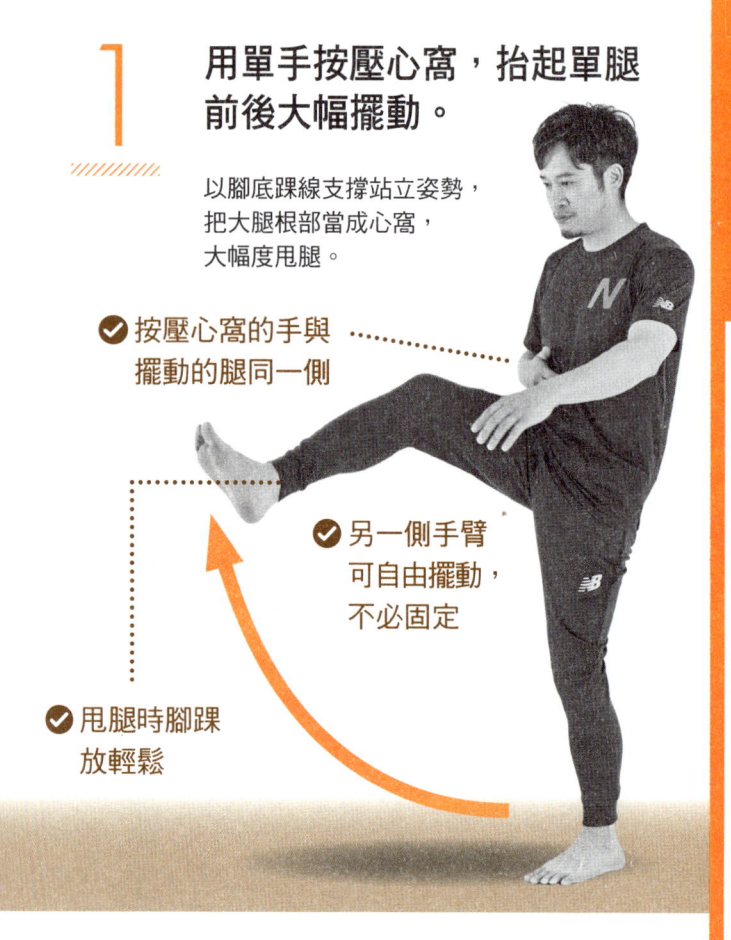

這項訓練是為了在單腿狀態以及甩腿動作中，學會使用卸力並觸發下墜機制。

由於腿部像鐘擺一樣甩動，往前及往後甩到最高點時一定會產生下墜的動作，關鍵即在於是否能利用這一刻卸力。因為掌握時機與保持平衡的難度極高，覺得難以做到時，請扶著牆壁或握住扶手。

由此觀看影片

2

保持步驟 1 的狀態，繼續甩腿一段時間。

甩動手臂的同時也要卸力。
若是進行得順利，
會感受到心窩大幅度地下凹與上凸。

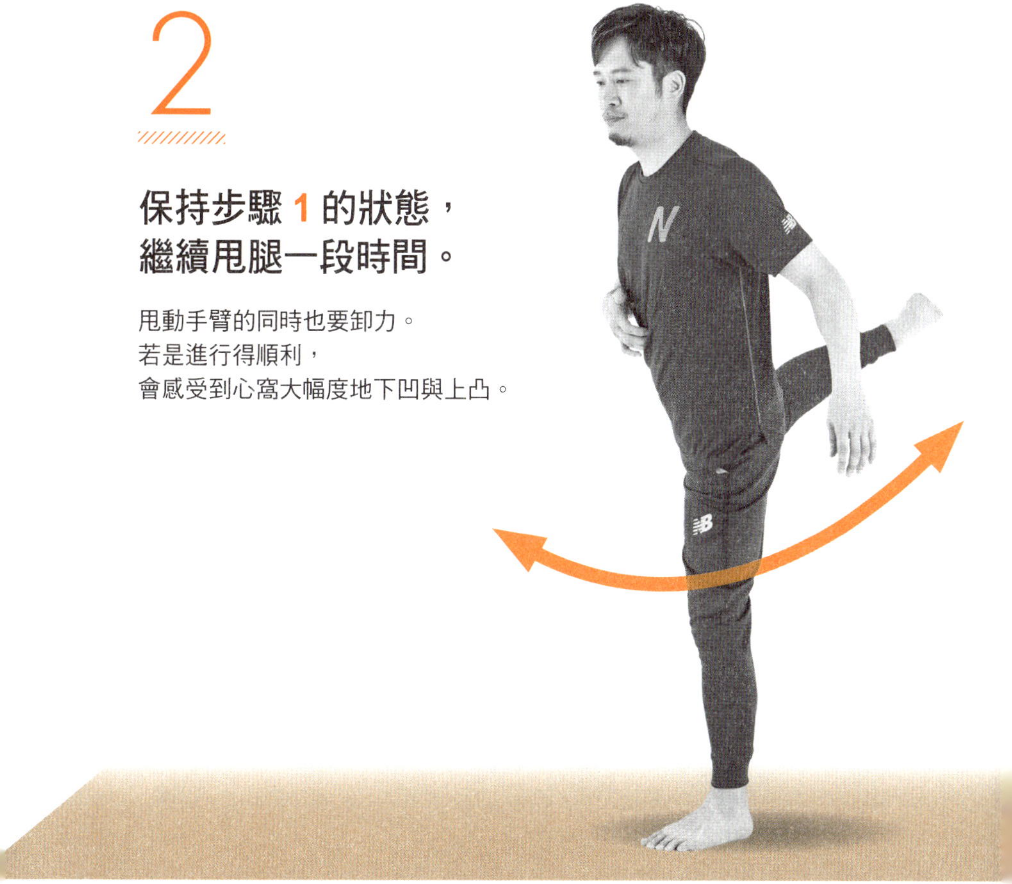

此外，若能在卸力下墜之後，立刻增加一點力道，加速腿部的甩動，便是達到了相當高的水準。

注意事項

- 若能順利卸力，腿部甩動的同時也會連動到肋骨。
- 若能順利下墜，即可感受到腿部能毫不費力地加速甩動。

階段三

全身與軀幹的快速卸力

下半身下墜

心窩反向卸力

由此觀看影片

1

垂直抬起雙腿。

垂直高舉腳尖。

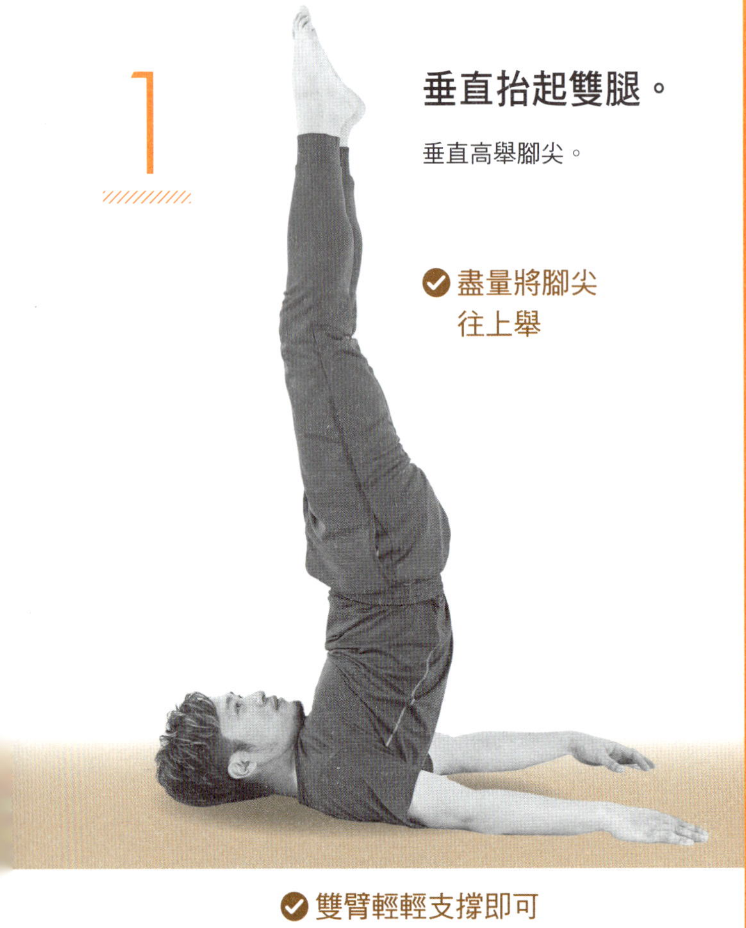

這種姿勢是特意抬高雙腿，讓脊椎與腿部位置上下顛倒，讓身體處在十分緊繃的狀態。

當重力朝反方向施加時，會比平時更難將身體保持一直線，若能在這種狀態下卸力，比賽時便能游刃有餘地掌控身體。這項訓練的重點，即在於如何讓支撐下半身的脊椎快速卸力。

2 脊椎卸力，雙腿下墜。

雙腿呈弧度「下墜」，
而不是「放下」。
呼氣的同時讓脊椎卸力，
將雙腿折疊往下墜。
（小心不要讓膝蓋撞到臉部）

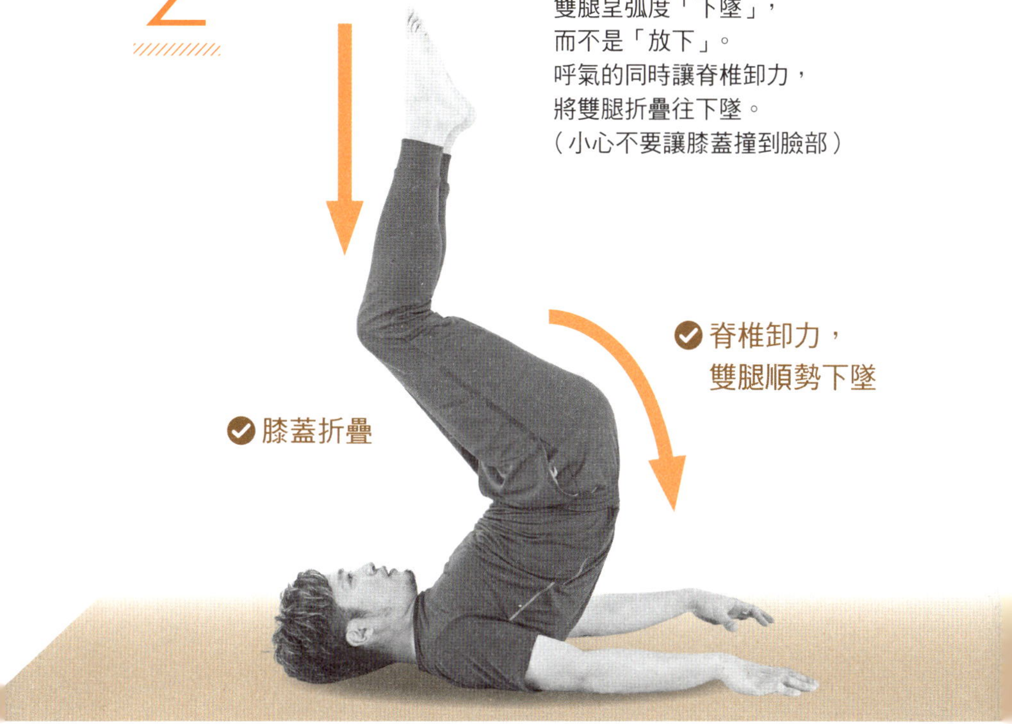

脊椎卸力，
雙腿順勢下墜
膝蓋折疊

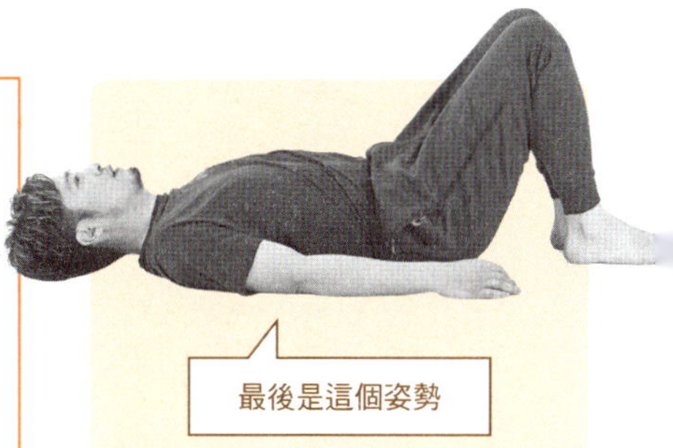

最後是這個姿勢

按照背部、腰部、臀部的順序往下墜，最後雙腳著地。下墜時的力道要能發出「砰」的聲音。

注意事項

- 盡量高舉腳尖，以便保持垂直姿勢。
- 若能順利下墜，即可感受到腳底能毫不費力地大力著地。

全身下墜

斷線下墜

由此觀看影片

1

以腳底踝線支撐站姿。

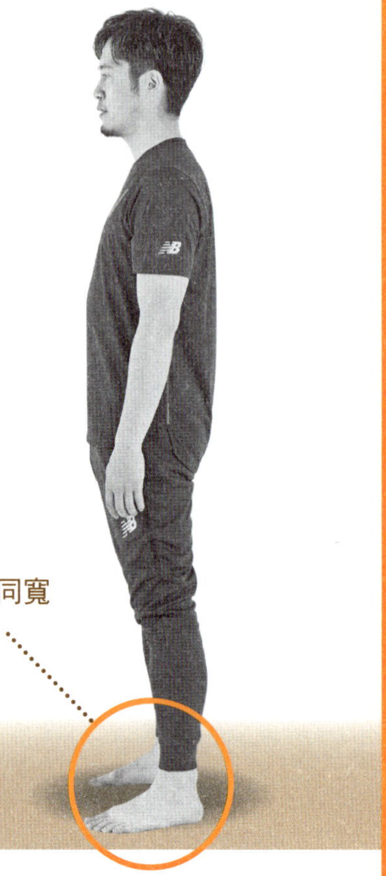

最後是全身往下墜的動作。

這項動作是要讓肩部、脊椎、腿部，全都在同一瞬間卸力，使整個身體往下墜。

經過反覆訓練，就能掌握「隨時都能觸發下墜機制的站立姿勢」。這種站姿（狀態），便是最能發揮卸力技術的狀態。

我認為這種站姿的活動度，比側重外表的站姿更佳。強烈建

2 膝蓋卸力，一口氣往下蹲。

膝蓋像是被人頂了一下而「腿軟」下墜的感覺。
深蹲時容易使身體緊繃，一開始以屁股著地也無妨。

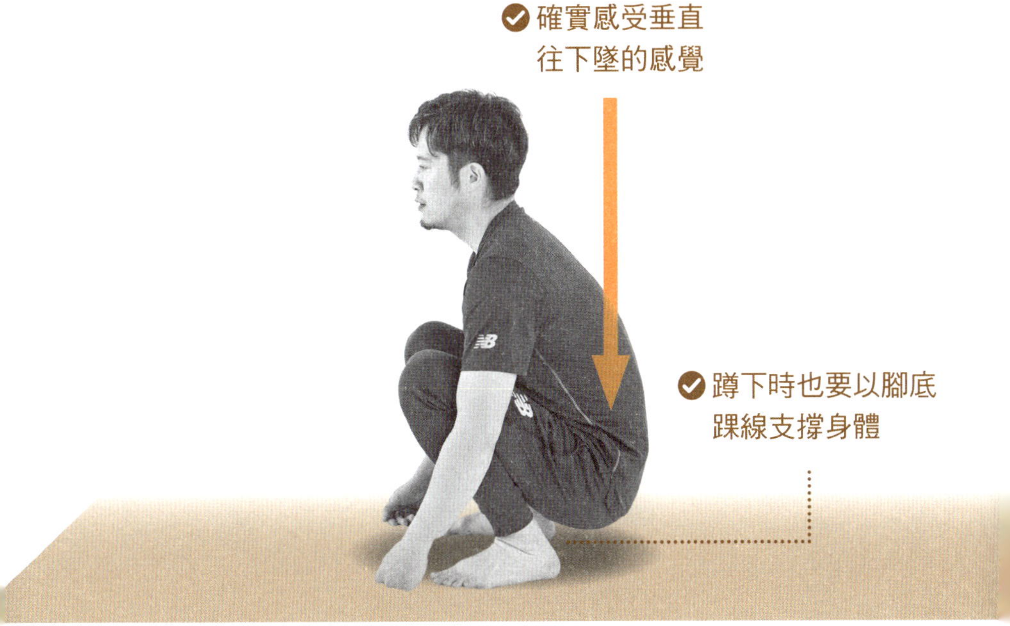
確實感受垂直往下墜的感覺
蹲下時也要以腳底踝線支撐身體

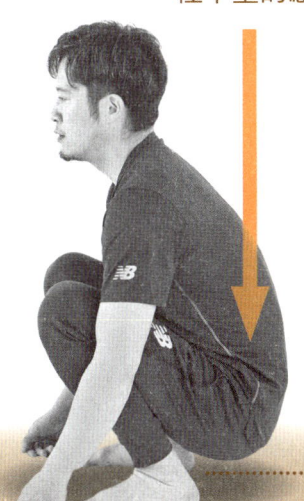

注意事項

- 用腳底踝線與髖關節承受下墜的衝擊力。（垂直下墜）
- 若能順利下墜，即可毫不費力地快速往下蹲。

議延續這種感覺，建立一種隨時準備好投入競技動作的姿勢。

比訓練頻率及次數更重要的事

前面已介紹了預備階段至階段三的具體訓練方法，接下來將說明更基本的事項，例如規劃訓練頻率與次數。

其中最重要的是「自己的感覺」。

訓練時請根據以下原則進行：「反覆練到感覺比先前更能順暢卸力為止」、「感到疲憊或緊繃時就停止」。

卸力訓練的目的並不是增加力量並練出壯碩肌肉，所以不需要嚴密設定訓練次數與組數。

一旦設定訓練次數，就會為了趕進度而忽略身體的感覺，在探索卸力的感覺

時便容易使精準度大打折扣。

如果需要客觀地設定目標，不妨以時間來區分，例如「依照自己的步調，反覆練習六十秒」。

接下來談到訓練頻率。

我在指導職業選手時設定的頻率，是一**天十二次**。**計算方式大致是每三十分鐘至每小時做一組**。我認為一天做二十次、一次一分鐘的效果，遠比一天只做一次、一次二十分鐘來得好。

這與本書多次提到的動作模式有關。

如我前面所提到的，動作模式是我們在不知不覺間養成的動作習慣。換句話說，在不知不覺間以「高頻率」一再重複的動作方式，會形成深烙在身體裡的動作模式。

基於上述理由，頻率是提升運動表現，也是改變動作模式的關鍵（同樣的概念也適用於改善柔軟度）。

不妨自行決定訓練的頻率，例如職業選手是為了提升運動表現，而一天做十二次訓練，那我只要做五次就好；或者職業選手做十二次，那我就要比他做得更多。只要是能讓自己持之以恆的頻率即可。

俗話說「堅持就是力量」，但請不要忘記，想要提升運動表現，「唯有堅持才能成功」。

呼吸是「卸力訓練」的關鍵

呼吸在卸力訓練中極為重要。因為**呼吸對「自律神經」有著深遠的影響，而自律神經則是與緊繃、卸力息息相關**。

自律神經是身體的自動控制系統，會根據身心狀態與環境，自動調節各種身體機能。自律神經分為兩種：

- **交感神經：自動營造出戰鬥狀態，也就是使身心處在緊繃的狀態。興奮或感到壓力時，會使交感神經活躍。**
- **副交感神經：自動營造出讓身心休息與恢復的狀態。飲食及睡眠時會使副**

交感神經活躍。

由於兩者具有互相對立的「拮抗作用」，當一方正在運作時，另一方就會加以抵制。

交感神經當主角時，副交感神經便成了配角，並且會根據身心狀態與環境自動切換所佔的比例。

比例一旦失衡，就會引起夜晚失眠等身心不適症狀。由此可知，人類需要達到某種平衡才能展現良好運動表現。

重點在於**自律神經的功能對呼吸有所影響**。因此，呼吸法在武術及運動領域中極為重要，並且發展出各式各樣的呼吸法。

當然，請各位務必了解，卸力技術與呼吸有著密切的關係。

- **在卸力訓練中，空氣是由鼻子吸進，並從嘴巴呼出。**
- **呼氣時將嘴唇縮小，以「呼」的口形將氣呼出來。呼氣時將臉頰鼓起來會更容易進行。盡量將呼氣時間拉長。**
- **人體構造在呼氣時容易卸力，所以各個訓練階段需要卸力時請務必呼氣。**
- **覺得難以卸力時，主要是因為「呼」的力道太強，請試著減輕力道，加以調整。**

呼吸法有腹式與胸式等各種方式，卸力訓練則是採用預備階段所介紹的「腰腹呼吸」（其中有幾項訓練也採用讓背部與胸部膨脹的「背胸呼吸」）。是否熟練腰腹呼吸，將會大幅影響卸力技術的水準，請務必勤加練習。

如何有效進行「卸力訓練」？

最後有一事懇請閱讀至此的各位讀者。

請不要將至今所做的訓練與卸力訓練劃分開來。

不要今天做強度訓練，明天做卸力訓練，而是**隨時尋找可以卸力的時機**。

請留意自己的緊繃狀態。專注練習本書所介紹的卸力訓練固然重要，但如果在做其他訓練或練習時忘了卸力，也是無濟於事。

不妨想像一下用卸力技術過濾所有動作，並試著在各式各樣的訓練、練習、比賽以及日常生活當中，尋找可以卸力的時機。

不只卸力訓練，藉由在所有動作中反覆練習卸力技術，**至今為止影響你運動**

表現並導致容易緊繃的動作模式，便能確實地逐步改善。

以我的經驗來說，許多人極有可能因為厭倦或忘記，沒有持續用「卸力濾網」過濾所有動作。

然而，下定決心提升運動表現的人一定能持之以恆。願意花時間提升運動表現的人，必定擁有這份「執著」。

我認為**這份執著正是卸力技術的本質，也是成功者的本質**。

即便提醒自己時刻記得卸力，但我們的身體與動作不會那麼容易改變。有許多訓練方法聲稱可以快速且輕鬆地改變現狀，可是我們的身體與動作自有一套模式，想要改變並不容易。短時間內看似有了改變，也會很快回復原狀。

不過，耗費時間、面對自己的情況，並且持之以恆累積習得的卸力技術，絕對會讓你的運動表現穩步成長。

訓練時一味要求「正確動作」會受傷

正確的跑步方式、正確的姿勢、正確運用身體的方式等等，相信有不少人都看過「正確的○○」這種表達方式。

這固然是重要的觀點，但是盲目追求「正確的○○」，在某些運動中可能會導致運動表現不佳，甚至還有可能造成傷害。

以花式滑冰或田徑運動來說，追求正確姿勢這類「正確的○○」是合理的事。因為比賽的勝負關鍵，就取決於是否能將平時練習培養的動作展現出來。

能保證自己的動作不受任何人影響，具有這種特性的競技項目稱為「非對戰型競技」。

相較之下，足球或橄欖球、網球又是如何？這類競技的對戰對手一定會干擾自己，而自己為了獲勝，也必須阻撓對手的動作才行。

換句話說，自己必須根據對手的動向改變自己的動作。這類競技項目則稱為「對戰型競技」。

對戰型競技中，自己不但能在場上來去自如，還能不慌不忙地留意動作是否為「正確的姿勢」——這樣的場面在一場比賽裡究竟能有多少呢？

重點放在「動作的靈活性」

本書多次提到，人類想要有效率地活動（發揮良好運動表現），某些部位便需要施力。簡單來說，就是在跑動或叉開雙腿使勁站著等等，需要展現強大力量或速度時，應該施力的部位。

這些部位若能充分運作，便能發揮作用，提高力量的傳遞效率與連動能力，也更容易卸力。

活躍於對戰型競技的選手，即便自己在與對手搏鬥的過程中可能失去平衡，依然能讓該施力的部位發揮作用。

或者在身體不緊繃僵硬的情況下，迅速重整姿勢（稱為重啟）。

在緊繃僵硬的情況下，自然不可能完成這些動作。因此，需要藉助高度的卸力技術，才能發揮良好運動表現。

對戰型競技項目的選手，如果在訓練時一味追求「正確的動作」與「正確的姿勢」，一旦被對手逼入無法保持「正確」的窘境時，身體就會變得緊繃僵硬。若是試圖以不自然的姿勢強行突圍，就會增加受傷的風險。

為避免這種情況發生，與其在訓練時強調動作與姿勢的「正確性」，更重要的是提高「動作的靈活性」（能夠廣泛應用於各方面）。

我希望除了本書以外，還有機會能為各位介紹有關提高動作靈活性的訓練內容。不過，卸力技術確實非常重要，因為那是能讓身體在各種情況下活動自如的基礎。

結語

身為一名球員，我的棒球資歷相當長，守備位置是投手。一如眾多棒球少年，我也夢想成為職業選手，可惜未能如願。

除了棒球以外，我也投注不少心血鍛鍊肌力，而且練得比誰都勤。至少在球隊裡是首屈一指。

然而，我也受了許多傷，主要集中在肩部與手肘，直到離開大學棒球隊的投手位置之前，我都處於反覆受傷的狀態。

特別是從中學時代就有的肩痛，折磨了我很長一段時間，當年便是運動醫學科、推拿及復健科的常客。

不過，我的肩傷並不是那麼容易治癒，最後（因為找不出原因）只得基於「總之先鍛鍊肌力」的原則，一再投入「肉體改造」。以當時的說法，便是練就了一身「肌肉盔甲」。

即便如此，我的情況仍未好轉。當時正值升高中前的春假，我煩惱著該不該繼續打棒球時，偶然在書店看到某本書提到了「深層肌肉」的概念。這是我從未接觸過的新名詞。

當時我只是個中學生，還不認得一些專業術語的漢字，也沒有解剖學的相關知識，不懂的事情實在太多了。

儘管如此，它仍給了我長久訓練以來不曾有過的期待，覺得自己幾乎符合「肩關節不穩定」所描述的症狀。

抱著對這項訓練的期望，我也決定上高中後繼續打棒球。

那本書提到，必須以低負荷訓練，才能有效鍛鍊深層肌肉。

這種不需要卯足全力的訓練方式，與我長久以來所練習的「高強度鍛鍊」方式完全相反。

鍛鍊深層肌肉時，需要使用一條又薄又細的軟管（現在稱為彈力帶），當時我只是一名普通的中學生，怎麼找也找不到，只好將腳踏車的輪胎縱切成細長一條，再用牛奶盒製成把手，自己動手製作訓練器材。

這便是現在的「旋轉肌訓練」以及「核心肌群訓練」。訓練的效果一如我的預期，雖然是自行摸索，幸運的是我的肩膀情況改善非常多。

這樣當然還不夠，畢竟我的投球方式本身就有問題，但是對於當時飽受傷勢困擾的我來說，那種訓練方式簡直是我的救星。

我不禁想：「要是早一點知道這種方式就好了。」

我後來在教育、生物力學以及醫療領域累積了經驗，才有今日的成就。當時遍尋不著的彈力帶，如今所有人都能輕鬆買到，就連深層肌肉方面的訓練也不再稀奇。

＊＊＊

坊間充斥著各式各樣的訓練方法，但我覺得以卸力概念為主的訓練體系仍是不夠完整。

卸力絕不是新穎的概念，事實上，武術專家與頂尖運動員在很早以前，就宣揚過這項進階技巧的重要性。

然而，它被定位為一種「感覺」，一般很少將它當成訓練方法。

卸力技術的概念以及卸力訓練，是一套著重身體現象中的卸力，並將其中涉及的身體操作予以系統化的方法。

我之所以會建構這套體系，是因為發現實在有太多選手面臨「明明很擅長施力，但卻不知道怎麼卸力」的問題，也有許多選手因為卸力不當而受傷，導致運動表現無法提升。

至今已有許多職業選手藉著加強卸力技術克服傷病困擾，進而提升運動表現，所以請務必認真做卸力訓練，相信你一定會發現新的可能。

但願閱讀本書的讀者能因此獲取想要的知識，並且覺得「很慶幸當時有機會學到卸力技術」。

最後，在此由衷感謝各方人士協助執筆及出版本書。

中野崇

國家圖書館出版品預行編目（CIP）資料

卸力，打造最強體能：一線運動員都在做的放鬆訓練法／中野崇作；莊雅琇譯 . -- 第一版 . -- 臺北市：天下生活出版股份有限公司 , 2025.02
200 面；14.8×21 公分 . --（好身體；13）
譯自：最強の身体能力：プロが実践する脱力スキルの鍛え方
ISBN 978-626-7299-73-9（平裝）

1.CST：運動訓練　2.CST：放鬆運動　3.CST：運動健康

411.7　113019357

好身體 013

卸力，打造最強體能

一線運動員都在做的放鬆訓練法

最強の身体能力　プロが実践する脱力スキルの鍛え方

作　　者／中野崇 Nakano Takashi
譯　　者／莊雅琇
審　　訂／林嘉志
責任編輯／林婉君（特約）、林宜君
封面設計／ Javick Studio
行銷企劃／蘇彥菱

天下雜誌群創辦人／殷允芃
康健雜誌董事長／吳迎春
康健雜誌執行長／蕭富元
康健出版編輯總監／王慧雲
出 版 者／天下生活出版股份有限公司
地　　址／台北市 104 南京東路二段 139 號 11 樓
讀者服務／ (02) 2662-0332　　　　　傳真／ (02) 2662-6048
劃撥帳號／ 19239621 天下生活出版股份有限公司
法律顧問／台英國際商務法律事務所・羅明通律師
內文排版、製版印刷、裝訂／中原造像股份有限公司
總 經 銷／大和圖書有限公司　　　　電話／ (02) 8990-2588
出版日期／ 2025 年 1 月第一版第一次印行
定　　價／ 450 元

ISBN ／ 978-626-7299-73-9（平裝）
書號／ BHHB0013P

直營門市書香花園
地址／台北市建國北路二段 6 巷 11 號　電話／ (02) 2506-1635
天下網路書店 shop.cwbook.com.tw
康健雜誌網站 www.commonhealth.com.tw
康健出版臉書 www.facebook.com/chbooks.tw